中西医治疗肺癌及病案精选

方灿途　李陆振　梁展鹏　主　编

全国百佳图书出版单位

中国中医药出版社

图书在版编目（CIP）数据

中西医治疗肺癌及病案精选 / 方灿途，李陆振，梁
展鹏主编． -- 北京：中国中医药出版社，2025．7.
ISBN 978-7-5132-9520-8

Ⅰ．R734.205.9

中国国家版本馆 CIP 数据核字第 20253D8E30 号

中国中医药出版社出版

北京经济技术开发区科创十三街 31 号院二区 8 号楼
邮政编码　100176
传真　010-64405721
河北品睿印刷有限公司印刷
各地新华书店经销

开本 710×1000　1/16　印张 11.5　字数 171 千字
2025 年 7 月第 1 版　2025 年 7 月第 1 次印刷
书号　ISBN 978-7-5132-9520-8

定价　68.00 元
网址　www.cptcm.com

服 务 热 线　010-64405510
购 书 热 线　010-89535836
维 权 打 假　010-64405753

微信服务号　zgzyycbs
微商城网址　https://kdt.im/LIdUGr
官 方 微 博　http://e.weibo.com/cptcm
天猫旗舰店网址　https://zgzyycbs.tmall.com

如有印装质量问题请与本社出版部联系（010-64405510）

前　言

　　肺癌，作为全球范围内发病率和死亡率极高的恶性肿瘤之一，严重威胁着人类的健康。在与肺癌的抗争中，医务工作者们不断探索着更为有效的治疗方法。本书旨在系统地介绍肺癌的中西医治疗策略，并通过丰富的病例，为临床医生和患者提供有价值的参考。

　　随着现代医学的飞速发展，肺癌的诊断技术不断提高，从传统的影像学检查到分子生物学检测，为肺癌的早期发现和准确分型提供了有力支持。在治疗方面，手术、放疗、化疗、靶向治疗及免疫治疗等手段取得了显著进展，极大地提高了患者的生存率和生活质量。然而，这些治疗方法也存在一定的局限性，如不良反应、耐药性等问题。

　　与此同时，中医在肺癌的治疗中也发挥着独特的作用。中医强调整体观念和辨证论治，通过调节人体的气血阴阳平衡，增强机体的免疫力，减轻西医治疗的不良反应，提高患者的生活质量，延长生存期。中西医结合治疗肺癌，将西医的先进技术与中医的优势相结合，取长补短，为肺癌患者带来了新的希望。

　　本书详细阐述了肺癌的中西医治疗方法。首先介绍了肺癌的流行病学、预防、筛查及诊断方法，让读者对肺癌有一个全面的了解。接着，分别论述了西医和中医在肺癌治疗中的各种手段，包括手术、化疗、免疫治疗、靶向治疗、放射治疗等，以及中医的中药治疗、针灸治疗、导引疗法等。同时，还探讨了中西医结合治疗肺癌的优势和原则，为临床实践提供了指导。此外，收集了大量的中西医结合治疗肺癌的成功病例。这些病例涵盖了不同的病理类型、临床分期和治疗阶段，展示了中西医结合治疗在肺癌治疗中的实际应用效果。详细介绍了每个病例的患者病情、治疗过程和治疗结果，并进行了深入分析和讨论，为读者提供了宝贵的临床经验。

在编写本书的过程中，我们力求内容准确、实用、新颖。参考了国内外最新的研究成果和临床实践经验，结合了作者们的多年临床工作体会。我们希望本书能够成为广大临床医生、医学科研人员和肺癌患者及家属的重要参考书籍，为推动肺癌的中西医结合治疗事业做出贡献。

编者

2025年5月

目　录

第一章　概述 …………………………………………………… 001

第一节　肺癌的流行病学 …………………………………… 001
　一、流行病学特征 ……………………………………… 002
　二、高危因素 …………………………………………… 003
　三、全球趋势 …………………………………………… 004

第二节　肺癌的预防 ………………………………………… 005
　一、吸烟的危害和戒烟 ………………………………… 005
　二、二手烟的危害和防护 ……………………………… 006
　三、空气污染和职业暴露 ……………………………… 006
　四、生活方式和饮食 …………………………………… 006
　五、遗传因素和早期筛查 ……………………………… 007
　六、教育和社区参与 …………………………………… 007

第三节　肺癌的筛查 ………………………………………… 008
　一、筛查的重要性 ……………………………………… 008
　二、肺癌筛查方法 ……………………………………… 009
　三、筛查的目标人群 …………………………………… 010
　四、筛查的风险和收益 ………………………………… 011

第四节　肺癌的诊断 ………………………………………… 012
　一、诊断的重要性 ……………………………………… 012
　二、诊断方法 …………………………………………… 012
　三、诊断结果与处理 …………………………………… 016

四、生活质量和支持 ·· 017

第二章 外科治疗 ·· 019

第一节 肺癌手术的适应证 ······························· 019

第二节 肺癌手术的禁忌证 ······························· 019

第三节 肺癌完全切除的概念 ·························· 020

第四节 肺癌的淋巴结清扫 ······························· 020

第五节 肺癌外科手术概述 ······························· 021

　　一、基于切除肺组织多少的划分 ·············· 021

　　二、针对肿瘤切除完全程度的划分 ·········· 022

　　三、基于手术切口和入路方式的划分 ········ 023

　　四、其他手术治疗 ······································ 024

第六节 肺癌外科手术并发症 ·························· 024

　　一、呼吸系统并发症 ··································· 024

　　二、肺断面漏气 ··· 025

　　三、支气管胸膜瘘 ····································· 025

第三章 非小细胞肺癌的内科治疗 ·················· 026

第一节 非转移性非小细胞肺癌的内科治疗 ········ 026

　　一、新辅助治疗 ··· 026

　　二、辅助治疗 ·· 027

第二节 转移性非小细胞肺癌的内科治疗 ·········· 028

　　一、驱动基因阳性的晚期非小细胞肺癌 ····· 028

　　二、驱动基因阴性的晚期非小细胞肺癌 ····· 029

第三节 局限期小细胞肺癌的内科治疗 ············· 029

　　一、Ⅱ期局限性小细胞肺癌 ······················ 029

　　二、Ⅲ期局限性小细胞肺癌 ······················ 030

第四节 广泛期小细胞肺癌的内科治疗 …………………… 030

一、无脑转移的广泛期小细胞肺癌 …………………… 030

二、伴有脑转移的广泛期小细胞肺癌 ………………… 030

三、复发小细胞肺癌 …………………………………… 031

第四章 化学治疗 ………………………………………… 032

第一节 肺癌化疗药物的种类及作用机制 ……………… 032

一、化疗原理 …………………………………………… 032

二、肺癌常见化疗药物分类及其作用机制 …………… 033

第二节 影响化疗效果的预测因素 ……………………… 035

一、基线特征 …………………………………………… 035

二、EGFR 基因 ………………………………………… 036

三、P53 基因 …………………………………………… 036

四、多药耐药基因（MDR） …………………………… 036

五、核苷酸切除修复交叉互补基因 1（ERCC1）和
乳腺癌易感基因 1（BRCA1） ……………………… 037

六、β- 微管蛋白Ⅲ（TUBB3）基因 ………………… 037

第三节 肺癌化疗药物的临床应用 ……………………… 038

一、Ⅱ期、Ⅲ期非小细胞肺癌化疗方案 …………… 038

二、晚期非小细胞肺癌的治疗 ………………………… 039

第四节 肺癌化疗的不良反应及处理 …………………… 043

一、骨髓及循环系统毒性 ……………………………… 043

二、胃肠道毒性 ………………………………………… 043

三、肝脏毒性 …………………………………………… 044

四、皮肤毒性 …………………………………………… 044

五、神经系统毒性 ……………………………………… 044

六、泌尿系统毒性 ……………………………………… 045

七、心脏毒性 …………………………………………… 045

第五节 化疗期间膳食原则 ……………………………… 046

第五章 免疫治疗 …………………………………… 047

第一节 免疫治疗的机制 ……………………………… 047
一、PD-1/PD-L1 ………………………………………… 047
二、CTLA-4 ……………………………………………… 048
三、淋巴细胞活化基因 -3 ……………………………… 048
四、T 细胞免疫球蛋白和黏蛋白结构域 -3 …………… 049

第二节 疗效影响因素和标志物 ……………………… 049
一、基线特征 …………………………………………… 049
二、PD-L1 的表达 ……………………………………… 049
三、肿瘤编码区内的体细胞突变数量 ………………… 050
四、循环中释放的肿瘤细胞 DNA 片段 ……………… 050
五、肿瘤浸润淋巴细胞 ………………………………… 051
六、驱动基因 …………………………………………… 051
七、肠道中的细菌 ……………………………………… 051
八、其他标志物 ………………………………………… 052

第三节 免疫治疗的临床应用 ………………………… 052
一、无驱动基因突变的非鳞非小细胞肺癌 …………… 052
二、驱动基因突变阳性的非鳞非小细胞肺癌 ………… 053
三、鳞状非小细胞肺癌 ………………………………… 053
四、广泛期小细胞肺癌 ………………………………… 054

第四节 免疫治疗的不良反应 ………………………… 055
一、皮肤毒性 …………………………………………… 055
二、胃肠道毒性 ………………………………………… 055
三、肝脏毒性 …………………………………………… 056
四、肺脏毒性 …………………………………………… 056
五、内分泌系统毒性 …………………………………… 056
六、肾脏毒性 …………………………………………… 057
七、肌炎 ………………………………………………… 058
八、神经毒性 …………………………………………… 058

第六章　靶向治疗 …………………………………………059

第一节　靶向治疗的机制 ……………………………………059
一、EGFR ……………………………………………………059
二、ALK ……………………………………………………060
三、ROS1 ……………………………………………………060
四、KRAS/NRAS/BRAF …………………………………061
五、HER2 ……………………………………………………061

第二节　靶向药物疗效预测及影响因素 …………………061
一、基线特征 ………………………………………………061
二、EGFR 血浆突变丰度 …………………………………062
三、PD-L1 的表达 …………………………………………062
四、肿瘤蛋白 P53（TP53） ……………………………062

第三节　靶向治疗的临床应用 ……………………………063
一、非小细胞肺癌的辅助治疗 …………………………063
二、EGFR 突变型晚期非小细胞肺癌 …………………063
三、间变性淋巴瘤激酶（ALK）融合阳性的晚期
　　非小细胞肺癌 ………………………………………065
四、ROS1 融合阳性的晚期非小细胞肺癌 ……………066
五、其他基因突变的晚期非小细胞肺癌 ………………067

第四节　靶向药物的不良反应 ……………………………069
一、皮肤毒性 ………………………………………………069
二、胃肠道毒性 ……………………………………………070
三、心血管毒性 ……………………………………………071
四、肝脏毒性 ………………………………………………071
五、肾脏毒性 ………………………………………………071
六、肺脏毒性 ………………………………………………072
七、眼毒性 …………………………………………………072
八、其他不良反应 …………………………………………073

第七章 放射治疗 …… 074

第一节 治疗原则 …… 074
一、I期、II期 NSCLC …… 074
二、III期 NSCLC …… 075
三、IV期 NSCLC …… 075

第二节 放疗的临床应用 …… 076
一、放疗的适应证 …… 076
二、肺癌术前放疗的应用 …… 077
三、肺癌术后放疗推荐 …… 077

第三节 放疗的规范 …… 077
一、放疗技术的选择 …… 077
二、定位技术规范 …… 078
三、照射方位及靶区定义 …… 079
四、放疗剂量及分割模式 …… 079
五、危及器官的剂量限制 …… 081

第四节 放疗计划设计 …… 082
一、计划前的准备 …… 082
二、计划设计 …… 082

第五节 转移灶的局部治疗 …… 083
一、脑转移 …… 083
二、骨转移 …… 084
三、肝转移 …… 084
四、肾上腺转移 …… 085
五、局部复发性肺癌的治疗 …… 085

第六节 放疗并发症的防治 …… 085
一、中心气道毒性 …… 085
二、自发性气胸 …… 086
三、放射性肺炎 …… 086

四、食管毒性 ·································· 086

五、心脏毒性 ·································· 086

六、胸壁疼痛和肋骨骨折 ···················· 086

七、臂丛神经病变 ···························· 087

第八章 肺癌脑转移的诊疗 ·············· 088

第一节 概述 ·································· 088

第二节 临床表现 ···························· 089

一、脑实质转移 ···························· 089

二、脑膜转移 ······························ 089

第三节 诊断 ·································· 090

一、MRI ···································· 090

二、CT ······································ 090

三、PET/CT ································ 090

四、腰椎穿刺 ······························ 091

第四节 治疗 ·································· 091

一、治疗原则 ······························ 091

二、外科手术治疗 ·························· 091

三、放射治疗 ······························ 092

四、内科治疗 ······························ 093

第五节 随访 ·································· 094

第九章 肺癌骨转移的诊疗 ·············· 095

第一节 概述 ·································· 095

第二节 临床表现 ···························· 096

第三节 诊断 ·································· 096

一、ECT ···································· 096

二、PET/CT ································ 097

　　三、X 线 ……………………………………………… 097

　　四、MRI ……………………………………………… 097

　　五、CT ……………………………………………… 098

　　六、病理 ……………………………………………… 098

　　七、生物化学标记 …………………………………… 098

　第四节　治疗 …………………………………………… 099

　　一、治疗原则 ………………………………………… 099

　　二、全身治疗 ………………………………………… 099

　　三、骨改良药物 ……………………………………… 099

　　四、镇痛治疗 ………………………………………… 100

　　五、体外放射治疗 …………………………………… 101

　　六、外科治疗 ………………………………………… 102

　　七、介入治疗 ………………………………………… 103

　第五节　随访 …………………………………………… 104

第十章　肺癌肝转移的诊疗 …………………………… 105

　第一节　概述 …………………………………………… 105

　第二节　诊断 …………………………………………… 105

　　一、定义 ……………………………………………… 105

　　二、临床表现 ………………………………………… 106

　　三、实验室检查 ……………………………………… 106

　第三节　预防 …………………………………………… 107

　　一、根治性手术治疗 ………………………………… 107

　　二、确诊时无肝转移（及其他远处转移）患者的新辅助治疗 …… 108

　　三、无转移肺癌患者根治术后的辅助治疗 ………… 108

　第四节　NSCLC 肝转移的系统治疗 ………………… 109

　　一、一线治疗 ………………………………………… 109

　　二、二线及后线治疗 ………………………………… 110

第五节　SCLC 肝转移的系统治疗 ……………………… 111
　　一、一线治疗 ………………………………… 111
　　二、二线及后线治疗 ………………………… 112

第六节　肺癌肝转移的局部治疗 ……………………… 112
　　一、手术治疗 ………………………………… 112
　　二、经导管动脉栓塞化疗 …………………… 112
　　三、局部毁损治疗 …………………………… 113

第十一章　肺癌的中医治疗 …………………………… 115

第一节　癌及肺癌的中医认识 ………………………… 115

第二节　肺癌的病因病机 ……………………………… 116
　　一、正气内虚 ………………………………… 116
　　二、烟毒内侵 ………………………………… 116
　　三、邪毒侵肺 ………………………………… 117
　　四、痰瘀聚肺 ………………………………… 117
　　五、七情内伤 ………………………………… 117
　　六、癌毒致病 ………………………………… 117

第三节　肺癌的中医治则 ……………………………… 118
　　一、始终将益气养阴放在首位，兼顾痰瘀 …… 118
　　二、在治疗肺癌的过程中，要强调顾护胃气 … 118
　　三、注重辨证与辨病、辨期相结合 ………… 119
　　四、合理使用有毒药物 ……………………… 119

第四节　各家经验荟萃 ………………………………… 120
　　一、岭南中医肿瘤学术流派辨治肺癌经验 … 120
　　二、国医大师刘嘉湘教授辨治肺癌经验 …… 122
　　三、全国名老中医朴炳奎教授辨治肺癌经验 … 123
　　四、国医大师晁恩祥教授辨治肺癌经验 …… 124
　　五、国医大师周仲瑛教授辨治肺癌经验 …… 124

第五节　肺癌的中医外治法 ……………………………… 125
　　一、中药外治 ……………………………………………… 125
　　二、针灸疗法 ……………………………………………… 126
　　三、导引疗法 ……………………………………………… 127
　　四、音乐疗法 ……………………………………………… 127
第六节　中医支持治疗病案 ……………………………… 128
　　一、化学治疗后中医支持治疗 ………………………… 128
　　　　（一）病案一 …………………………………………… 128
　　　　（二）病案二 …………………………………………… 129
　　　　（三）病案三 …………………………………………… 131
　　　　（四）病案四 …………………………………………… 133
　　　　（五）病案五 …………………………………………… 135
　　二、免疫治疗后中医支持治疗 ………………………… 137
　　　　（一）病案一 …………………………………………… 137
　　　　（二）病案二 …………………………………………… 138
　　　　（三）病案三 …………………………………………… 140
　　　　（四）病案四 …………………………………………… 143
　　　　（五）病案五 …………………………………………… 144
　　三、靶向治疗后中医支持治疗 ………………………… 147
　　　　（一）病案一 …………………………………………… 147
　　　　（二）病案二 …………………………………………… 149
　　　　（三）病案三 …………………………………………… 151
　　　　（四）病案四 …………………………………………… 154
　　　　（五）病案五 …………………………………………… 156

参考文献 ……………………………………………………… 158

第一章　概述

近年来，人们对恶性肿瘤的危害有了更清晰的认识。恶性肿瘤是严重威胁人类健康的疾病之一，同时也是导致患者死亡的重要原因。以2022年数据为例，肺癌在我国所有恶性肿瘤新发病例中占据第一位，占比为18.06%，而肺癌患者的死亡人数占中国恶性肿瘤死亡总数的23.9%，同样位居第一。需要注意的是，早期肺癌往往没有明显的症状，因此很多患者在出现症状并就诊时，往往已经处于晚期。晚期肺癌患者的整体5年生存率仅约20%。因此，肺癌的综合治疗已成为医学界和社会共同关注的焦点之一。

肺癌通常指的是原发性支气管肺癌，即肺癌（lung cancer）。它是一种恶性肿瘤，起源于气管、支气管或肺的组织。肺癌主要分为几种类型，包括鳞状细胞癌、腺癌、小细胞肺癌和大细胞肺癌等。尽管存在多种类型，但大多数肺癌起源于支气管黏膜上皮，少数起源于支气管腺体或肺泡上皮细胞。临床上，医生将根据肺癌的不同病理类型、临床分期和驱动基因等情况，制订不同的治疗策略。

第一节　肺癌的流行病学

全球数据表明，肺癌的发病率和死亡率均不断上升。随着现代化进程的逐步加快，环境污染逐渐加重，人口压力不断增大，肺癌的癌症负担也日益加重。此外，肺癌的控制已成为全世界广泛关注的问题。肺癌的流行病学是研究肺癌在不同人群中发生、分布和影响的科学领域。其涉及许多因素，包括发病率、死亡率、风险因素，以及肺癌的分布模式。研究肺癌的流行病学特征及其相关的危险因素，对肺癌的预防、筛查和诊断具有积极意义。

一、流行病学特征

1. 肺癌的发病率和死亡率

根据世界卫生组织（WHO）的数据，2022年全球约有229万新发肺癌病例，占所有癌症病例的11.6%。与此同时，肺癌导致了约160万人死亡，占所有癌症死亡人数的18.4%。肺癌是全球最常见的癌症之一，占据了癌症发病率的首位。国内方面，肺癌的发病率也位居第一，2022年有106.06万新发肺癌病例。此外，肺癌发生率呈现以下几个特点：男性通常比女性更容易患肺癌，但女性的患病率也在上升；在发达国家，肺癌的发生率通常更高，这可能与高吸烟率、工业化和城市化等因素有关；肺癌的发病率随着年龄的增长而增加，多数患者在60岁以后被诊断出肺癌；吸烟是肺癌的主要危险因素，占据了肺癌发病率的绝大多数。

而从肺癌的死亡率来看，肺癌是全球范围内导致癌症相关死亡的主要原因之一；由于通常在晚期被诊断，肺癌的死亡率非常高，生存率相对较低；发达国家的肺癌死亡率普遍较高，但一些国家已经取得了一定程度的进展，通过早期筛查和改善治疗方法，使死亡率有所下降；吸烟是导致肺癌死亡的主要因素，因此戒烟和预防吸烟至关重要；肺癌的死亡率也受治疗的影响，早期诊断和有效的治疗可以提高生存率。

2. 性别差异

肺癌在男性和女性之间存在明显的性别差异。长期以来，男性吸烟率较高，因此男性肺癌的发病率和死亡率也更高。然而，随着女性吸烟率的上升，女性患肺癌的概率也逐渐增加。在某些地区，女性患肺癌的比例已经接近甚至超过男性。

3. 地理分布

肺癌的发病率在不同地区存在显著差异。高发地区通常是吸烟率较高或受到环境污染影响的地区。以下是一些具体示例。

中国：中国是世界上最大的烟草消费国之一，因此肺癌在中国的发病率较高。城市化和工业化也导致了空气污染，增加了患肺癌的风险。

美国：美国的肺癌发病率因吸烟率的下降而呈下降趋势，但肺癌仍然是该国最常见的癌症之一。

俄罗斯：俄罗斯的肺癌发病率居高不下，这可能与高吸烟率和工业化有关。

印度：虽然印度的吸烟率相对较低，但人口众多，空气质量不佳，这导致肺癌发病率上升。

二、高危因素

肺癌的发病与多种因素密切相关，其中最主要的因素之一是吸烟。以下是一些主要的高危因素。

1. 吸烟

吸烟是目前公认的导致肺癌的最重要因素之一。吸烟涉及香烟、雪茄、烟斗等不同方式，都与肺癌风险增加有关。香烟在燃烧过程中会形成60余种致癌物。烟草中的亚硝胺、多环芳烃、苯并芘等，是对呼吸系统致癌性很强的物质。吸烟与肺癌危险度的关系与烟草的种类、开始吸烟的年龄、吸烟的年限、吸烟量有关。另外，被动吸烟也是肺癌发生的危险因素，主要见于女性。特别是暴露在吸烟者的二手烟中，也会增加非吸烟者患肺癌的风险。

2. 职业暴露

某些职业环境中，如矿工、建筑工人和农民，可能受到职业性暴露。多种特殊职业接触的化学物品可增加肺癌的发病风险，包括石棉、石英粉尘、镍、砷、铬、二氯乙醚、矿物油、二氯甲醚等。有研究表明，石棉与肺癌的发生密切相关。

3. 空气污染

暴露于空气中的污染物，如颗粒物、化学物质和有害气体，也可能增加肺癌的风险，尤其是在高度工业化或城市化的地区。室外空气污染物中的致癌物主要包括苯并芘、苯、一些金属、颗粒物质等。此外，近年来雾霾污染备受关注，雾霾的组成成分非常复杂，包括数百种大气颗粒物，需进一步探索其对肺癌发病的影响。

4. 遗传因素

肺癌患者中存在家族聚集现象，这些发现说明遗传因素可能在对环境致癌物易感的人群和（或）个体中起重要作用。

总的来说，癌症是由遗传因素和环境因素共同作用引起的。我们可以通过减少上述危险因素的暴露达到降低肺癌发生风险的目的，但是有些因素我们无法控制，比如遗传易感性。

三、全球趋势

肺癌的发病率在不同地区存在显著差异。一些国家已经取得了降低肺癌发病率的成功，主要是通过反吸烟政策、教育和筛查程序。然而，一些发展中国家仍然面临肺癌的威胁，尤其是吸烟率上升的情况。全球肺癌的流行病学趋势需要不断监测，以制定更有效的预防和治疗肺癌的策略。

肺癌的流行病学研究提供了重要的信息，有助于我们了解这一严重健康问题的规模和影响。尽管吸烟是主要的危险因素之一，但环境因素、遗传因素和地理差异也在肺癌的发病中扮演着重要角色。通过采取综合的措施，包括吸烟控制、改善空气质量和加强教育，我们有望减少肺癌的发病率，增加早期检测的机会，并提高肺癌患者的生存率。在全球范围内，努力减轻肺癌的负担仍然是一个重要的公共卫生目标。为了实现这一目标，各国政府、医疗机构和公众都需要采取行动。这包括：

吸烟控制政策：制定和实施严格的吸烟控制政策，包括提高烟草税、禁止室内吸烟、开展公众教育活动等，以降低吸烟率。

环境保护：采取措施改善空气质量，减少空气污染和有害物质的排放，降低非吸烟者患肺癌的风险。

早期筛查：推广早期肺癌筛查项目，特别是面向高危人群的低剂量CT扫描，以便早期发现病变并提高治愈率。

教育和意识提高：加强公众对肺癌危险因素和预防方法的教育，以鼓励健康的生活方式和定期体检。

研究和创新：继续深入肺癌研究，探索新的治疗方法和早期检测技术，以提高治疗效果和生存率。肺癌是一种全球性的健康挑战，其流行病学特征复杂多样。了解发病率、死亡率、性别差异、地理分布和高危因素等方面的信息对于肺癌的预防和管理至关重要。通过综合的干预措施，包括吸烟控制、环境保护、早期筛查、教育和研究创新，我们有望降低肺癌的发病率和提高患者的生存率，从而减轻这一疾病对全球健康造成的负担。

第二节　肺癌的预防

肺癌是全球范围内最常见的癌症之一，也是死亡率最高的癌症之一。然而，许多肺癌病例可以通过积极的预防措施来避免。在本节中，我们将深入研究如何降低患肺癌的风险，从吸烟控制到健康的生活方式、环境保护和早期筛查。

一、吸烟的危害和戒烟

吸烟是导致肺癌的主要危险因素之一。烟草中的有害化学物质会在吸入时引发肺部细胞的异常生长，最终导致癌症。因此，戒烟是降低肺癌风险至关重要的一步。

吸烟与肺癌的紧密联系：吸烟者的肺癌发生风险是非吸烟者的15～30倍。研究发现，吸烟者占据了肺癌病例的绝大多数。此外，吸烟不仅增加肺癌风险，还与其他癌症（口腔、喉咙、食管、胰腺等癌症）、心血管疾病、呼吸问题和生育问题相关。

戒烟方法：戒烟的方法包括决心、咨询、药物治疗和支持服务。戒烟计划可以帮助吸烟者逐步摆脱对烟草的依赖。青少年吸烟是特别值得关注的问题，因为年轻人对尼古丁成瘾的风险较高。学校和社区可以提供预防吸烟计划，帮助年轻人了解吸烟的危害。

二、二手烟的危害和防护

被动吸烟（二手烟）对非吸烟者也构成肺癌风险，因此需要采取措施来减少暴露。被动吸烟会增加非吸烟者患肺癌的风险。这种暴露通常发生在家庭和工作场所，尤其是在不吸烟者与吸烟者共处的情况下。

保护措施：尽量避免在吸烟者的周围或封闭空间中停留太长时间，确保室内空气清新。此外，要降低被动吸烟的风险，可以在家庭中设立吸烟禁区，鼓励吸烟者在室外吸烟，支持无烟工作场所政策，并确保儿童不在吸烟环境中成长。

三、空气污染和职业暴露

长期暴露于环境空气污染物和职业有害物质，也可能导致肺癌。

空气污染的影响：环境空气污染物，如颗粒物、臭氧和一氧化氮，与肺癌风险增加有关。建议改善室内空气质量，如使用空气净化器、保持室内通风和减少使用化学清洁剂等。

职业暴露：一些工作环境中的有害物质，如石棉、镍、铬和放射性物质，可能会增加职业暴露者患肺癌的风险。建议采取保护和预防措施，包括佩戴呼吸器、使用防护设备和进行定期健康检查。

四、生活方式和饮食

健康的生活方式和饮食选择可以帮助降低肺癌风险。

健康的生活方式：适度的体育锻炼对于维持健康至关重要。每周至少150分钟的中等强度有氧运动（如散步、骑自行车或游泳）可以增强身体免疫力，降低患肺癌的风险。控制体重也是重要的一部分，因为肥胖与肺癌存在一定关联。避免过度饮酒和减少压力可以降低炎症水平，有助于保持健康。

健康饮食：营养丰富的饮食对预防肺癌至关重要。建议增加新鲜蔬菜和水果的摄入，尤其是富含抗氧化物质的食物，如番茄、胡萝卜和菠菜等。同时，减少红肉和加工食品的摄入，因为这些食物可能与肺癌风险增加相关。推荐适量的蛋白质摄入，如鱼、鸡肉、豆类和坚果，以保持身体健康。

五、遗传因素和早期筛查

家族史和早期筛查对于肺癌的预防也有一定的作用。

家族史：了解家族史对于个人风险的认知至关重要。如果有亲属患有肺癌或其他相关癌症，特别是一级亲属（父母、兄弟姐妹），请告知医生。定期与医生讨论家族史可以帮助制订个性化策略，包括早期筛查。

早期筛查：早期筛查可以帮助在癌症发展初期检测到问题。胸部X线和CT扫描是两种常见的肺癌筛查方法，但它们并不适用于每个人。医生会根据风险因素和个人情况来决定是否需要早期筛查。对于高风险群体，如吸烟者和有家族史的患者，早期筛查可能是一项有益的措施。

六、教育和社区参与

个体和社区的参与对于肺癌的预防至关重要。

教育：积极获取关于肺癌预防和健康的生活方式的信息至关重要。教育自己和他人有助于增强意识，并可以鼓励健康行为。在线课程、宣传资料和社交媒体是获取信息的良好途径。定期体检和筛查有助于早期发现肺癌病变，提高治疗成功率。特别是对于吸烟者和高风险人群，肺部CT扫描可能是一种有效的筛查方法。

社区参与：积极参与社区健康促进活动和提高肺癌意识的活动。志愿者、社区团体和健康居民委员会都是参与社区活动的途径。共同努力可以提高对肺癌预防的认知和行动能力。

总之，肺癌的预防主要涉及健康的生活方式和减少暴露于致癌物质的方法。通过坚持不吸烟、避免二手烟暴露、保持健康的饮食和体育锻炼习惯，以及采取其他预防措施，可以有效地降低肺癌的风险。

第三节　肺癌的筛查

肺癌在早期通常没有明显的症状。因此，肺癌筛查成了降低肺癌死亡率的重要手段。多年来，国内外一直致力于通过筛查来实现肺癌的早诊早治，并最终降低肺癌相关死亡率。2011年美国国家肺癌筛查试验的随机对照研究结果显示，与X线摄影相比，采用低剂量螺旋CT（low-dose computed tomography，LDCT）对肺癌高危人群进行筛查可使肺癌死亡率下降20%。欧美多家权威医学组织的肺癌筛查指南均推荐在高危人群中采用LDCT进行肺癌筛查。近年来，我国越来越多的医疗机构已开展或拟开展LDCT肺癌筛查，但国内对肺癌LDCT筛查的认识和诊疗水平存在较大差异。与西方国家相比，我国的肺癌发病危险因素更为复杂，除吸烟外，我国女性非吸烟人群在二手烟、环境油烟等综合因素的影响下，发生肺癌的比例远高于西方国家人群。因此，在肺癌筛查的具体实践中必须考虑到东西方的差异。在本节中，我们将深入探讨肺癌筛查的重要性、不同的筛查方法以及筛查的目标人群。

一、筛查的重要性

1. 早期发现的优势

肺癌起病隐匿，在早期阶段通常不会引起症状或者症状不典型，因此很多患者在病情已经相当严重时才被诊断出患有肺癌。而肺癌预后极差，我国肺癌患者的5年生存率低。因此，通过定期筛查，医生可以在肿瘤扩散之前发现它，从而提供早期治疗机会。早期发现可以显著提高治疗成功率，降低肺癌病死率，提供更高生存率。

2. 降低死亡率

肺癌是世界各地癌症死亡的主要原因之一。通过筛查，我们可以更早发现肺癌，早期诊断的肺癌通常可以通过手术切除肿瘤来治疗，而不需要采用更复杂的治疗方法，如放疗或化疗。因此，早期发现肺癌可以减轻患者治疗负担，减少治疗的不良反应，并提高治疗效果，从而降低患者的死亡率。

3. 提高生存率

肺癌是一种恶性肿瘤，晚期诊断时治疗难度较大，生存率较低。但早期诊断时，患者的生存机会明显增加。研究表明，早期阶段I期肺癌的5年生存率可以高达70% ~ 80%，而晚期肺癌的5年生存率通常不到20%。

4. 降低治疗成本

早期诊断通常需要较少的治疗，这可以降低医疗费用并减轻患者的经济负担。相比于晚期肺癌的复杂治疗，早期阶段的手术切除费用相对较低。

5. 保护健康人群

对于高危人群，如长期吸烟者、家族中有肺癌史的人，以及职业暴露于致癌物质的人，定期进行肺癌筛查可以帮助及早发现潜在的问题，采取及时的干预措施，保护他们的健康。

二、肺癌筛查方法

肺癌筛查是一种通过检查肺部以早期发现肺癌或肺部异常的检查方法。以下是一些常见的肺癌筛查方法。

1. 胸部X线检查（chest X-ray）

胸部X线是最常见的肺癌筛查方法之一。它通过X线检查肺部是否有异常。适用于一般的体检，无法检测到小肿瘤或病变，通常只能检测到肺癌进展到较晚期的阶段。

2. LDCT

LDCT是一种高度敏感的筛查工具，特别适用于高风险人群，如吸烟者等。它可以检测到较小的肺癌病灶，使早期发现成为可能。

3. 其他影像检查

除了CT扫描，还有其他影像学检查，如磁共振成像（MRI）和正电子发射断层扫描（PET/CT），它们在特定情况下可能被用于肺癌的筛查或确认肺癌的诊断。

4. 痰液细胞学检查（sputum cytology）

痰液细胞学检查是一种通过分析痰液中的细胞来检测非小细胞肺癌的检查方法。这种筛查方法不够敏感，通常用于早期肺癌的筛查，也可作为高风险人群的补充检查手段。

5. 血液甲基化检测

血液甲基化检测采用外周静脉血样本进行靶向 DNA 甲基化测序及深度学习方法，构建肺结节良恶性诊断模型 PulmoSeek，用于早期肺癌的诊断。因此，甲基化在肺癌早期诊断中的应用潜能已受到重视，但还需要通过大样本临床研究进一步验证。

需要注意的是，肺癌筛查方法的选择通常取决于患者的风险因素、年龄、健康状况和医生的建议。对于高风险人群，如长期吸烟者，肺部 CT 扫描通常是首选的筛查方法，因为它在早期检测中效果较好。如果筛查结果异常，进一步的检查和诊断可能包括支气管镜检查、组织活检或其他影像学方法。

三、筛查的目标人群

1. 高风险人群

肺癌筛查并不适用于所有人。肺癌筛查的目标人群通常是那些具有较高患病风险的个体，高患病风险包括长期吸烟、曾经吸烟、年龄因素（通常是50岁以上）、家族史（有肺癌家族史的人）和职业暴露（如参与石棉相关工作的人）。筛查目标人群应根据个体的风险因素来确定，决定是否进行肺癌筛查需要综合考虑个体的年龄、吸烟史、家族史和职业暴露史等因素。

2. 筛查的时间表

筛查的频率应根据个体风险因素和医疗建议来确定。一般来说，高风险人群可能需要每年进行一次 CT 扫描。

3. 筛查的决策

决定是否进行肺癌筛查是一个重要的医疗决策，个体应与医疗专业人员讨论个人风险因素。如果认为自己属于肺癌筛查的目标人群或有肺癌的症状，可咨询医生以获取专业建议和安排筛查。及早发现肺癌可以提高治疗成功率和增加生存机会。

四、筛查的风险和收益

肺癌筛查具有一定的风险和收益，这些因素需要在决定是否接受筛查时进行权衡和考虑。以下是肺癌筛查的主要风险和收益。

1. 肺癌筛查风险

（1）虚假阳性和虚假阴性 筛查结果可能出现虚假阳性（错误地显示肺癌）或虚假阴性（未能检测到肺癌）的情况。这可能导致不必要的焦虑和进一步的检查。

（2）辐射暴露 肺部CT扫描使用X线，因此会将患者暴露于辐射。虽然低剂量CT扫描的辐射剂量较低，但在一些情况下，如果筛查频率较高，辐射累积可能会成为一个潜在的风险因素。

（3）过度诊断 筛查有时可能会发现缓慢生长的肿瘤或非恶性肺部病变，这可能导致过度诊断和不必要的治疗。

（4）心理压力 筛查结果可能对患者产生心理压力。因此，提供心理支持和咨询非常重要，以帮助患者处理筛查结果。

2. 肺癌筛查收益

（1）早期发现 肺癌筛查的主要益处之一是早期发现肺癌或肺部异常，从而增加早期治疗的机会。早期肺癌通常更容易治疗，并且具有更高的生存率。

（2）减轻治疗负担 早期发现的肺癌通常需要较少的治疗、相对较少的不良反应和更低的治疗成本，从而减轻患者的身体和经济负担。

（3）提高生存率 通过早期发现和治疗，肺癌患者的生存率明显提高。在早期阶段，肺癌的5年生存率可以高达70% ~ 80%，而晚期肺癌的生存率通常较低。

（4）保护高风险人群 对于高风险人群，如长期吸烟者、家族有肺癌史的人，以及职业暴露于致癌物质的人，肺癌筛查可以帮助及早发现问题，采取及时的干预措施。

筛查在肺癌的早期诊断和提高生存率方面发挥着关键作用，肺癌筛查领域仍在不断发展，新技术和方法的出现有望提高筛查的准确性和效果。了解肺癌的风险因素和筛查方法对于个体的健康至关重要。随着科学研究的不断进展，肺癌筛查方法和工具将不断改进，为早期发现和治疗肺癌提供更多机会。因此，我们应该积极参与肺癌筛查，并关注未来的发展趋势，以更好地保护我们的健康。

第四节　肺癌的诊断

早期诊断对于治疗成功至关重要。如果确诊为早期肺癌并进行治疗，预后效果会更好。《早期肺癌诊断中国专家共识（2023年版）》数据显示，肺癌Ⅰ期患者术后5年生存率为77% ~ 92%，而ⅢA ~ ⅣB期患者仅为10% ~ 36%，5年生存率差异显著。在本节中，我们将深入研究肺癌的诊断过程，了解不同的诊断方法，强调早期诊断的优势，并提供相关信息，以帮助患者和医务人员更好地应对这一疾病。

一、诊断的重要性

早期诊断对于肺癌治疗的成功非常关键。肺癌早期诊断的优势在于提高治疗成功率，减少不良反应和成本，提高生活质量，减轻心理压力，同时降低死亡风险。因此，肺癌的早期检测和诊断至关重要，特别是对于高风险人群，及早发现肺癌可以为患者提供更多的治疗选择和更好的生存前景。

二、诊断方法

肺癌的诊断通常涉及一系列的临床评估、影像学检查和实验室检查。以下是肺癌诊断的详细描述。

1. 临床评估

症状和病史收集：5%～15%的患者无症状，尤其早期患者，易被忽略。临床表现主要与肿瘤大小、类型、发展阶段、所在部位、有无并发症或转移等因素有密切关系。原发肿瘤引起的症状和体征为咳嗽、咳痰（痰中带血）或咯血，气短或喘鸣，发热，体重下降等；其他也可因肺外胸内扩展、胸外转移等原因引起相应症状或体征。当患者出现与肺癌相关的症状时，医生会首先询问症状的发生、持续时间和严重程度，以及患者的个人病史、吸烟史、职业史和家族病史。

2. 体格检查

医生会进行全面的体格检查，包括观察患者的一般健康状况、检查呼吸道、听取肺部呼吸音、触摸淋巴结等。

3. 影像学检查

胸部X线检查：是一种快速而广泛应用的影像学检查方法，其原理是X线穿透人体组织，并在胶片或数字传感器上生成影像。胸部X线通常用于肺癌高风险人群的初步筛查，如吸烟者和有肺癌家族史的人。但是，由于分辨率低，胸部X线容易造成误诊和漏诊，因此目前不推荐作为IV期肺癌治疗前后的常规检查方法。

计算机断层扫描（CT扫描）：低剂量CT扫描是一种高分辨率的影像学检查方法。低剂量CT扫描提供高分辨率的图像，对小肿瘤敏感，能够提供有关肿瘤性质的详细信息。通常用于高风险人群，如长期吸烟者和有肺癌家族史的人。

正电子发射断层扫描（PET/CT）：PET/CT是一种结合了正电子发射断层扫描和CT扫描的高级影像学检查方法，能提供更全面的信息。PET/CT常用于评估肺癌的扩散，确定肿瘤的精确位置和大小，以及淋巴结的受累情况。这有助于医生制订更精确的治疗方案。

4. 细胞学检查

血液检查：包括全血细胞计数、生化指标（如肝功能和肾功能）和肿瘤标志物的检查。虽然肿瘤标志物如CEA和CA19-9可以协助诊断，但它们不是肺癌的特异性标志物，也不能独立用于确诊。

痰液细胞学检查：痰液细胞学检查是一种非侵入性的方法，通过分析痰液中的细胞来检测非小细胞肺癌。它无须手术，无辐射，适合初步筛查。通常用于初步筛查，特别是在高风险人群中，如吸烟者。

其他体液细胞学检查：包括胸腔积液、腹腔积液、心包积液等。恶性肿瘤细胞比正常细胞更容易从原位脱落，故可用各种方法取得瘤细胞或组织颗粒，鉴定其性质。优点是无创、简单、快速，对患者的身体没有任何伤害，但也有一些局限性，例如样本质量、操作技术等因素都会影响检查结果的准确性。

5. 组织学检查

组织学诊断是确诊肺癌的关键步骤。它通常包括以下方法：

支气管镜检查：支气管镜检查是一种侵入性检查方法，通过引导灵活的支气管镜进入气管和支气管，以检查异常组织。支气管镜检查通常用于肺癌的诊断，确定肿瘤的精确位置、大小和淋巴结受累情况，帮助医生制订最佳治疗计划。

细针穿刺活检：细针穿刺活检是一种通过皮肤或气管壁穿刺来获取肺部组织样本的方法。细针穿刺活检通常用于进行细胞学或组织学分析，以确认癌症的存在和类型，特别是在初步筛查结果为阳性时。

手术切除标本：如果肺癌可手术切除，外科医生将在手术中切除肿瘤，并将标本送至病理实验室进行检查。

6. 血液标志物检测

肿瘤标志物检测是通过检测血液中的生物标志物来评估肺癌的存在和病程的方法。肿瘤标志物是由癌细胞分泌或释放的特定蛋白质或其他生物分子。它们可以通过血液测试来检测，因为它们在癌症患者血液中通常会升高。然而，值得注意的是，并非所有升高的标志物都表示患有癌症，因此通常需要结合其他检查来做出最终诊断。它通常用于协助肺癌诊断和监测病程。它可以用于阳性患者的初步筛查和随访，或在治疗期间监测疾病的进展和治疗效果。

7. 分期和病理学评估

一旦确诊为肺癌，医生会进行分期，以确定疾病的严重程度和扩散情况。分期通常使用TNM分期系统（肿瘤大小、淋巴结受累、远处扩散）进行评估。此外，病理学家会评估肿瘤类型和组织特性，以确定最佳的治疗方案。

8. 其他检查

一些患者可能需要进行其他检查，如骨扫描、脑部MRI或PET/CT扫描，以评估肺癌是否已扩散到其他部位。

9. 肺癌的分子诊断

肺癌的分子诊断作为影像学和细胞学筛查策略的重要补充，其内容不仅包括早期诊断，还包括预后指标及靶向治疗的预测等。目前肺癌分子诊断的研究热点主要有基因突变与靶向治疗预测、miRNA、肿瘤干细胞、甲基化等。这里主要介绍肺癌分子检测的新靶点。肺癌的精准治疗可利用驱动肺癌产生的特定基因突变，通过检测肿瘤基因突变进行靶向治疗。

最常见的基因突变有以下几种。

EGFR基因突变：表皮生长因子受体（EGFR）最常见的突变为外显子19缺失和外显子21 L858R点突变，二者均为EGFR酪氨酸激酶抑制剂（EGFR-TKI）的敏感性突变；而外显子20的T790M突变与EGFR-TKI获得性耐药相关。

间变性淋巴瘤激酶（ALK）融合基因：ALK融合基因中棘皮动物微管相关类蛋白4（EML4）基因与ALK的融合（EMLA4-ALK）为最常见的类型。ALK融合基因主要出现在不吸烟或少吸烟的肺腺癌患者中，非小细胞肺癌（NSCLC）患者中ALK融合基因的发生率约为5%。

ROS1基因是在UR2鸟肉瘤病毒中发现的，属于酪氨酸激酶胰岛素受体基因，可在多种肿瘤细胞株中高表达，可以激活与细胞增殖分化相关的信号通路，造成细胞过度增殖，是导致非小细胞肺癌的驱动基因。

KRAS突变：RAS是EGFR下游信号通路中最重要的分子之一。RAS能活化丝氨酸/苏氨酸激酶Raf、分裂原活化蛋白激酶ERK1和ERK2，以及一系列能促进细胞增殖的核蛋白。RAS基因，特别是KRAS，牵涉肺癌的生存及预后。还包括ROS-1、RET、MET、HER2等相关基因。

目前，诊断包括肺癌的病理学诊断、影像学诊断及分子诊断等各种检测手段的联合，最终的肺癌诊断需要结合临床症状、体格检查、影像学检查、实验室检查和组织学评估的结果。一旦确诊，医生将制订相应的治疗计划，以最大程度提高患者的治疗成功率和生存机会。肺癌的早期诊断和治疗对于患者的生存来说非常关键。

三、诊断结果与处理

肺癌的诊断结果和处理取决于多个因素，包括肿瘤的类型、分期，患者的健康状况，以及治疗目标等。以下是一般情况下肺癌诊断结果和处理的详细描述。

1. 根据诊断结果进行分期和治疗规划

肺癌类型：一旦肺癌被诊断出来，医生会确定肿瘤的类型。肺癌最常见的类型是非小细胞肺癌（NSCLC）和小细胞肺癌（SCLC）。这是重要的，因为不同类型的肺癌可能需要不同的治疗方法。

分期：肺癌的分期是确定疾病严重程度和扩散范围的关键因素。通常使用TNM分期系统（肿瘤大小、淋巴结受累、远处扩散）来评估。分期通常分为0期（最早期）到IVB期（最晚期），分期有助于制订治疗计划。

分级：肺癌通常根据细胞异常程度进行分级，从低级别（较为良性）到高级别（恶性）。分级有助于预测肿瘤的生长速度和侵袭性。

治疗规划：治疗计划的制订取决于疾病分期、肿瘤类型、患者整体健康状况和个体化因素。治疗方案包括手术、放疗、化疗、靶向治疗、免疫疗法和中医药治疗等。

2. 治疗及临床试验

（1）手术治疗

1）肺叶切除（lobectomy）：如果肿瘤局限在一个肺叶内，外科医生可能会进行肺叶切除，切除受影响的肺叶。

2）肺段切除（segmentectomy）：在某些情况下，只需切除肺叶的一部分，称为肺段切除。

3）全肺切除（pneumonectomy）：如果肿瘤占据了整个肺部或位

于中央位置，可能需要进行全肺切除。

4）淋巴结清扫：在手术中，医生通常会清除附近的淋巴结，以检查癌细胞是否已扩散，并降低复发风险。

（2）放射治疗

1）外射束治疗（external beam therapy）：使用高能射线定向照射肿瘤，以杀死癌细胞或限制其生长。它可以用于手术前缩小肿瘤，也可以用于不能手术切除的病例或作为辅助治疗。

2）内照射治疗（brachytherapy）：内照射治疗将放射源直接放置在肿瘤内或靠近肿瘤的位置，用于治疗早期肺癌。

（3）化学疗法　化疗使用药物来杀死或阻止癌细胞的生长。它可以用于治疗晚期肺癌，或作为手术前或放射治疗前的预处理，以缩小肿瘤。不同类型的肺癌可能需要不同的化疗药物。

（4）靶向治疗　针对某些特定类型的肺癌，如EGFR突变阳性或ALK融合阳性的NSCLC，可以使用靶向治疗药物。这些药物专门针对癌细胞上的特定蛋白质，以抑制肿瘤生长。

（5）免疫疗法　免疫疗法通过激活患者自身的免疫系统来攻击肺癌细胞。PD-1和PD-L1是一种常见的免疫疗法，CTLA-4是另一种常见的免疫疗法，它们都用于治疗晚期肺癌。

（6）对症治疗　一些患者可能需要对症治疗，以缓解与肺癌相关的症状，如疼痛管理、呼吸支持、营养支持等。

（7）临床试验　对于某些患者，参与临床试验可能是一种获得新兴治疗方法的途径。患者可以参加临床试验，测试新的治疗方法或药物。临床试验可以测试新药物或治疗策略的有效性。

（8）新兴治疗　肺癌领域不断涌现新的治疗方法，如免疫疗法、靶向治疗及生物治疗等。这些新兴疗法可能为某些患者提供更好的治疗选择。

四、生活质量和支持

生活质量：在治疗期间和之后，关注患者的生活质量非常重要。医疗团队通常提供支持，包括缓解症状、情感支持和康复计划等。

　　最终，肺癌的诊断需要一个多学科的医疗团队，包括临床医生、放射科医生、病理学家、肺科医生、肿瘤学家、心理科医生和护理人员等，以确保患者得到最佳的护理和治疗方案。随着医学领域的不断进步，将会有越来越多有效的肺癌治疗方法，改善患者的预后和生活质量。

第二章　外科治疗

解剖性肺切除术作为肺癌在早中期阶段的主要治疗手段，同时也是现阶段临床实现肺癌治愈的重要方式。我们将肺癌手术分为完全性切除、不完全性切除和不确定性切除。肺癌手术应尽量达到完全性、完整性切除，这不仅降低肿瘤转移和复发的概率，同时为精准的病理TNM分期做铺垫，为进一步明确病理分子分型和制订术后进一步治疗策略提供重要帮助。

第一节　肺癌手术的适应证

目前关于肺癌的外科手术适应证分为绝对适应证和相对适应证，并存在部分仍旧有争议的淋巴结N2、单发M1层面上的分期的手术适应证。T1-3N0-1M0期是肺癌外科手术的绝对适应证，也是当前相对一致的手术适应证；T4N0-1M0期的病变是肺癌的相对适应证，即此部分适应证能被当前多数人接受；而T1-3N2M0分期的患者是否有手术适应证仍旧存在较大的争议；部分患者因孤立性转移病灶而分期到M1，临床上存在一些肺癌探索性手术适应证的是分期到T1-3N0-1M1的患者。

第二节　肺癌手术的禁忌证

当前肺癌手术禁忌证包括：①肺癌病期超出手术适应证范围；

②全身状况不佳，卡氏评分在60分以下者：建议评分标准与国际接轨，结合东部肿瘤协作组（ECOG）评分标准考虑；③严重的室性心律失常或不能控制的心力衰竭者；④6周之内曾出现急性心肌梗死者；⑤心肺功能不能满足预定手术方式者；⑥75岁以上且颈动脉狭窄程度超过50%、75岁以下且颈动脉狭窄程度超过70%者；⑦年龄超过80岁且分期需要行肺脏全切手术的患者；⑧其他持续影响患者生理和心理功能的严重疾病；⑨患者不接受手术。

第三节　肺癌完全切除的概念

肺癌的外科完全切除手术应包括解剖性肺叶切除术（其中包含复合肺叶切除）及部分肺叶切除术（针对部分早期肺癌）、全肺切除术或支气管或（和）肺血管成形肺叶切除术（包括复合肺叶切除）、全肺切除术和系统性纵隔淋巴结清扫。

美国国立综合癌症网络（NCCN）指南对于肺癌完全性切除做了专门的定义：①所有切缘包括动脉、静脉、支气管、支气管周围组织和肿瘤附近的组织为阴性；②行系统性或叶系统性淋巴结清扫，应当涵盖6组淋巴结，其中3组来自肺内（叶、叶间或段）和肺门淋巴结，3组来自包括隆突下淋巴结在内的纵隔淋巴结；③分别切除的纵隔淋巴结或切除肺叶的边缘淋巴结不能存在结外侵犯；④最高淋巴结必须清扫且镜检结果呈阴性。

完全性切除需要同时满足以上四个条件，否则为不完全性切除或不确定性切除。

第四节　肺癌的淋巴结清扫

国际肺癌研究联盟2009年淋巴结图谱是当前世界通用的肺癌引

流淋巴结图谱。纵隔淋巴结包括1～9站共9组，肺门淋巴结包括第10站及以下的各组淋巴结。标准的纵隔淋巴结清扫要求整块切除纵隔淋巴结及其周围脂肪组织，也称为完全性纵隔淋巴结清扫。纵隔/肺门/段门淋巴结清扫被认为是肺癌手术中完全性切除不可或缺的部分，肺叶切除或全肺切除并系统性纵隔淋巴结清扫被认为是肺癌手术的标准术式。但近期高级别循证医学证据表明，部分肺叶切除并肺叶特异性淋巴结清扫的远期生存率不逊于标准术式，因此该术式也可作为某些早期肺癌的术式选择。

第五节　肺癌外科手术概述

一、基于切除肺组织多少的划分

根据切除肺组织的多少分为楔形切除术（局部切除术），肺叶切除术，解剖性部分肺叶切除术，全肺切除术，气管、支气管和（或）肺血管成形术的肺切除术，以及合并切除肿瘤受侵器官组织的肺癌扩大切除手术。

1. 楔形切除术

肺楔形切除术仅切除肿瘤和肿瘤所在部位的一部分肺组织，保留其他大部分肺组织。此手术不需要解剖血管和支气管，具有恢复速度快及更好地保留肺部功能的优势。适用于位于肺边缘的小病灶或仅行活检术。因为此类手术通常以微创手术方式进行，比其他手术的侵入性更小、出血量更少，所以患者术后恢复速度更快。

2. 肺叶切除术

肺叶切除术是将肿瘤所在的整个肺叶切除，属于目前肺癌治疗的标准术式。手术创伤较大，肺功能损失较多。当肿瘤病灶占据一个以上肺叶时，则应该切除更大范围的肺组织，这被称作复合肺叶切除术。当肿瘤侵犯至局部主支气管或中间支气管时，为了保留邻侧的正常肺叶，避免同侧的全肺切除，通常可选用袖式肺叶切除术。

该手术方法较为复杂，除了切除肺叶，还要将气管、支气管和（或）肺血管切断，需要再吻合重建。

3. 解剖性部分肺叶切除术（解剖性亚肺叶切除术）

基于肺叶的气管、血管解剖结构，再将肺叶细分为小的肺段及更小的肺亚段，根据病灶的位置不同，可将肿瘤所在的单个肺段、肺亚段，或多个肺段、肺亚段行联合切除。该术式可在切除肿瘤组织的前提下充分保留正常肺部组织，然而，对术者的手术技术要求较高。目前已有研究证实，对于某些类型的肺癌，楔形切除或解剖性亚肺叶切除也能达到根治的效果。

4. 全肺切除术

全肺切除即切除包含肿瘤的左侧或右侧整个肺。主要适用于疾病范围比较广泛的患者，因对患者心肺功能影响较大，所以对患者术前基础心肺功能要求较高。全肺切除手术风险性和死亡率较高，因此需严格把握手术适应证。

5. 气管、支气管和（或）肺血管成形术的肺切除术

气管、支气管和（或）肺血管成形术的肺切除术包含气管、支气管和（或）肺血管的切断再吻合重建。该术式最大限度地保留了有功能的肺组织，为部分高龄患者或心肺功能低下的患者提供了彻底切除病变的机会，提高患者术后的生活质量。

6. 肺癌扩大切除术

肺癌扩大切除术是指扩大一般肺癌外科切除的术区范围，连同原发肿瘤、受侵犯的胸壁及纵隔器官（气管、食管、心包、心房和大血管等）一同切除，同时加以修复、重建或置换。对于侵犯邻近胸壁或纵隔结构、未发生重要脏器转移的局部晚期肺癌人群，可有选择性地采取根治性扩大切除术，完整切除肿瘤，防止疾病进展。

二、针对肿瘤切除完全程度的划分

肺癌手术根据肿瘤切除的完全程度分为完全切除手术（根治性切除术）和不完全切除手术（姑息性切除术）。

1. 完全切除手术

完全切除手术是指临床上完整切除肿瘤病灶，切缘干净，同时进行系统淋巴结清除的手术。这是肺癌的标准手术方式，也叫完全性切除。

2. 不完全切除手术

不完全切除手术指的是没有切干净、不彻底的手术。其姑息性手术的目的有两个，一个叫减状，即减轻患者的症状，如咳嗽、咳痰、咯血、胸痛、发热等。另一个叫减轻肿瘤负荷，通过将肿瘤切除，缩小肿瘤大小，为后续放疗和化疗提供时机。

三、基于手术切口和入路方式的划分

1. 普通开胸手术

普通开胸手术选用传统后外侧切口入路，手术视野能充分暴露，医生可在直接视野下切除肿瘤病灶及清扫淋巴结，最大限度保障根治手术的进行。因本手术术后很容易造成患者切口疼痛和肺功能减弱，所以目前多用于困难或复杂的手术。

2. 胸部小切口手术

胸部小切口手术的切口较普通开胸手术小，仍然要使用肋骨撑开器来撑开肋骨，是普通开胸手术改进的手术切口，但因为使用了肋骨撑开器，术后疼痛依然较重，该切口能完成大多数手术，当手术困难时可以延长切口。

3. 胸腔镜微创手术（电视辅助胸腔镜手术，VATS）

电视胸腔镜手术被誉为胸外科技术近20年来最大的进步之一。电视胸腔镜手术在肺癌外科治疗中的作用越来越受重视，是肺癌外科治疗今后发展的方向之一。关于手术适应证还有很多不同意见，这和医疗单位开展该手术的早晚、手术医师的喜好和熟练程度有一定关系。在实施本手术前应该依据指南，即在符合肺癌外科手术原则的前提下，胸腔镜手术作为肺癌外科备选式的选择应当符合肺癌外科的原则，即在不影响手术切除完全性的同时保证手术的安全性。

4. 机器人辅助微创手术（RATS）

与胸腔镜相比，机器人辅助微创手术具有三维成像系统、手术视野放大程度较胸腔镜更大、机械手腕灵活、能消除术者手部震颤等优点。目前的研究已经证明，机器人手术不亚于胸腔镜手术，但其治疗费用较为昂贵。

四、其他手术治疗

肿瘤热消融术是针对某一脏器中特定的一个或多个肿瘤病灶，利用热产生的生物学效应直接导致病灶组织中的肿瘤细胞发生不可逆损伤或凝固性坏死的一种精准微创治疗技术。常见的热消融技术主要包括射频消融、微波消融、激光消融、高强度聚焦超声消融等。热消融技术多在影像学引导下经皮穿刺实施，如CT、超声、MRI等，具有微创、精准、疗效确切、操作简便等优势，也可在腹腔镜下或开放手术中完成。

第六节　肺癌外科手术并发症

肺癌切除手术并发症发生率为8% ~ 35%。普通外科手术的并发症在此手术中均可能发生，最常见的是呼吸系统并发症和心血管系统并发症，而肺切除手术较独特的并发症包括术后肺断面漏气、支气管胸膜瘘等。

一、呼吸系统并发症

呼吸系统并发症常见于患者本身合并慢性支气管炎的情况，常表现为手术侧肺复张不良，包括肺不张和阻塞性肺气肿。临床表现为患侧肺呼吸音减弱，常见表现为血氧饱和度下降、气短等，也可表现为发热等感染症状。治疗上应帮助患者咳痰，必要时予以支气管镜吸痰，如仍无缓解，需考虑气管切开。

二、肺断面漏气

肺断面漏气主要由于解剖肺裂时肺裂断面漏气，多见于患者本身肺部功能较差，术前存在肺气肿、肺大疱的情况，或发生在由于肺创面较大的某些行部分肺叶切除的患者中。临床表现为胸腔引流管较长时间存在气泡溢出，诊断上要排除支气管胸膜瘘，治疗的关键是充分引流，保证余肺复张良好，预防感染。多数患者随着术后组织粘连，断面漏气逐渐减少。

三、支气管胸膜瘘

支气管胸膜瘘是指支气管断端愈合不良，支气管残端与胸膜腔相通而引起的一系列临床症状和体征。常见症状为气短、发热、咳嗽、咳痰等。体征和胸部X线片可见包裹性液气胸、脓胸改变，部分患者有吸入性肺炎改变。治疗上以胸腔引流为主，需注意将引流管尽量放置在胸膜瘘口周围。对于术后早期发生者，可尝试手术修补，否则手术修补非常困难，多数只能进行引流。

第三章　非小细胞肺癌的内科治疗

第一节　非转移性非小细胞肺癌的内科治疗

一、新辅助治疗

1. 定义

新辅助治疗主要应用于一些没有发生远处转移的局部进展期肺癌患者，在接受手术之前先进行抗肿瘤治疗，通过缩小肿瘤的体积，降低疾病的临床分期，提高手术切除的概率。在免疫治疗的年代，新辅助治疗不一定只是为了提高手术切除率，还可以在早期治疗中控制肿瘤细胞的生长和扩散，从而降低肿瘤分期和减小肿瘤体积，甚至提高病理完全缓解（pCR）率。还能通过治疗了解肿瘤对药物的敏感性，为后续治疗提供依据。

优点：新辅助治疗可以使肿瘤缩小，使得不能切除的肿瘤通过手术根治切除，从而增加患者获得临床治愈的机会，使患者治愈率增高，此外新辅助治疗还可以预测肺癌对抗肿瘤治疗药物的敏感性。

缺点：有的患者对化疗联合免疫治疗并不敏感，甚至会出现严重的免疫不良反应。新辅助化疗之后，肿瘤不仅没有缩小反而增大，使得患者丧失了手术根治肿瘤的机会，临床治愈的可能性也明显降低。

2. 适用人群

①T1-2N1；②T3-4N1或T4N0非肺上沟瘤（侵犯胸壁、主支气管或纵隔）；③T3-4临床N2单站纵隔淋巴结非巨块型转移、预期可完全切除；④T3-4临床N2多站纵隔淋巴结转移、预期可能完全切

除；⑤T3-4N1肺上沟瘤。

3. Ⅱ期非小细胞肺癌的新辅助治疗

Ⅱ期的可手术非小细胞肺癌推荐行新辅助免疫治疗联合化疗（Ⅰ级推荐）。免疫治疗的快速发展极大改善了晚期NSCLC患者的生存结果。多项临床试验已公布数据，结果显示新辅助免疫治疗联合化疗较单纯化疗显著提高pCR率，延长无病生存期（DFS）。基于CheckMate-816令人鼓舞的数据，纳武利尤单抗联合含铂化疗双药被批准用于Ⅱ期到ⅢA期的可手术非小细胞肺癌。其他的免疫检查点抑制剂新辅助治疗也相继显示阳性结果，已经有帕博利珠单抗、替雷利珠单抗、特瑞普利单抗等免疫治疗药物获批，预计很快被批准进入临床使用。

4. Ⅲ期非小细胞肺癌的新辅助治疗

在化疗时代，无论是新辅助化疗＋手术，还是新辅助放化疗＋手术，对比根治性同步放化疗均未显示出生存获益。因此，根治性同步放化疗的地位仍无法撼动。基于CheckMate-816的阳性结果，新辅助免疫联合化疗是目前Ⅲ期非小细胞肺癌的可选治疗手段之一。新辅助免疫治疗联合"化疗＋手术＋辅助免疫治疗"的"三明治"疗法有望进一步延长Ⅲ期患者的生存期。目前多项临床试验的总生存期数据尚不成熟，因此，"三明治"疗法的可行性仍存疑。

二、辅助治疗

1. 定义

辅助治疗是在根治性手术或者根治性放射治疗之后给予的一种辅助性治疗方式，希望通过术后的辅助治疗，进一步杀灭可能存在的转移病灶，防止根治性手术或者根治性放射治疗之后癌症复发和扩散。

2. Ⅱ期非小细胞肺癌的辅助治疗

Ⅱ期可手术非小细胞肺癌可选用辅助含铂双药化疗或辅助免疫治疗。ⅡB期患者比ⅡA期患者更能从辅助化疗中获益。研究发现，在Ⅱ期可手术非小细胞肺癌切除后和含铂化疗后，辅助免疫治疗可提高 DFS。基于 IMPower010 和 KEYNOTE-091 研究，阿替利珠单抗和帕博利珠单抗被批准用于Ⅱ期可手术非小细胞肺癌切除后和含铂化疗后的辅助免疫治疗。此外，对于 EGFR 突变的患者，可应用奥希替尼或埃克替尼进行辅助治疗。对于 ALK 阳性的术后ⅠB ~ ⅢA 期患者可以使用阿来替尼进行术后辅助靶向治疗。

3. Ⅲ期非小细胞肺癌的辅助治疗

对于 T3-4N1 或 T4N0 非肺上沟瘤的患者，推荐手术后行辅助含铂双药化疗。对于 N0-1 患者不推荐术后放疗，而对于 N2 患者的术后是否放疗仍存争议。基于 IMPower010 和 KEYNOTE-091 研究，所有可切除的ⅢA 和ⅢB 期患者均推荐使用阿替利珠单抗和帕博利珠单抗。此外，对于 EGFR 突变的患者，可应用奥希替尼、埃克替尼辅助治疗。

第二节　转移性非小细胞肺癌的内科治疗

一、驱动基因阳性的晚期非小细胞肺癌

1. EGFR/ALK/ROS1 突变型

EGFR/ALK/ROS1 突变的非小细胞肺癌首选靶向治疗。靶向治疗耐药后分为中枢进展、寡进展和广泛进展，同时需要重新取病理活检明确耐药机制。患者耐药后需根据不同情况进行治疗，主要治疗手段包括化疗及抗血管生成治疗。

推荐 EGFR 靶向药物：奥希替尼、阿美替尼、伏美替尼、贝福替尼、阿法替尼、达可替尼、吉非替尼、厄洛替尼、埃克替尼、莫博赛替尼（适用于Ⅳ期 EGFR20 外显子插入突变的后线治疗）等。

推荐 ALK 靶向药物：阿来替尼、布格替尼、洛拉替尼、恩沙替尼、塞瑞替尼、克唑替尼、阿鲁伊克等。

推荐 ROS1 靶向药物：恩曲替尼、克唑替尼、他雷替尼等。

2. 其他基因突变

目前指南推荐的其他基因突变靶向治疗包括BRAF V600E、NTRK、MET14外显子、RET、KRAS G12C和HER-2突变。其中BRAF V600E、NTRK、RET的靶向治疗已被提至一线治疗的I级推荐。MET14外显子的靶向治疗已被提至一线治疗的III级推荐。KRAS G12C和HER-2突变主要被推荐用于后线治疗。

BRAF V600E靶向药物：达拉替尼、曲美替尼等。

NTRK靶向药物：恩曲替尼、拉罗替尼等。

MET14外显子靶向药物：卡马替尼、特泊替尼、赛沃替尼、谷美替尼、伯瑞替尼等。

RET靶向药物：塞普替尼、普拉替尼等。

KRAS G12C靶向药物：所托拉西布、阿达格拉西布等。

HER-2靶向药物：吡咯替尼、德喜曲妥珠单抗等。

二、驱动基因阴性的晚期非小细胞肺癌

对于PS 0～1的驱动基因阴性的晚期非小细胞肺癌一线治疗可选择含铂双药化疗，对于PS 2的患者，推荐使用单药化疗。目前的研究发现，含铂双药化疗联合免疫检查点抑制剂或贝伐珠单抗治疗优于单纯化疗，因此这些联合治疗是首选方案。对于PD-L1高表达的患者，还可以选用单药免疫检查点抑制剂治疗。二线治疗以免疫治疗联合单药化疗为主。在三线治疗中，可以选择安罗替尼或者既往没有使用过的化疗药物。

第三节　局限期小细胞肺癌的内科治疗

一、II期局限性小细胞肺癌

IIA期局限性小细胞肺癌患者可从手术中获益，术后建议进行

辅助化疗。辅助化疗主要依托泊苷联合顺铂或卡铂。ⅡB期局限性小细胞肺癌建议行同步放化疗。ⅡB期患者能否在手术中获益仍有待商榷。若行手术，也建议行辅助化疗。

二、Ⅲ期局限性小细胞肺癌

Ⅲ期局限性小细胞肺癌推荐同步放化疗。对于化疗后达到完全缓解（CR）或部分缓解（PR）的患者，建议进行预防性脑放疗。ⅢA期患者能否从手术中获益仍有待研究。ⅢB～ⅢC期患者缺乏有效证据证明手术有效，因此不推荐手术治疗。

第四节　广泛期小细胞肺癌的内科治疗

一、无脑转移的广泛期小细胞肺癌

对于PS 0～2的无脑转移的广泛期小细胞肺癌，可行免疫检查点抑制剂联合化疗或单纯化疗。研究发现，免疫检查点抑制剂联合化疗与单纯化疗相比，可显著延长生存期，因此更推荐一线治疗使用免疫检查点抑制剂联合化疗。治疗后达到CR或PR的患者，可行胸部放疗或预防性脑部放疗。

对于PS 3～4的患者，若由小细胞肺癌导致，则治疗方案参考PS 0～2无脑转移的广泛期小细胞肺癌的治疗方案；若不是由小细胞肺癌导致，建议进行最佳支持治疗。

二、伴有脑转移的广泛期小细胞肺癌

对于伴有脑转移但无症状的广泛期小细胞肺癌，建议先行免疫检查点抑制剂联合化疗或单纯化疗后，再行全脑放疗。对于治疗后达到CR或PR的患者可进行胸部放疗。

对于伴有脑转移且有症状的广泛期小细胞肺癌，建议先行全脑放疗，待症状稳定后再行免疫检查点抑制剂联合化疗或单纯化疗。对于治疗后达到CR或PR的患者可行胸部放疗。

三、复发小细胞肺癌

对于一线治疗结束≤6个月复发的小细胞肺癌患者，应用原方案疗效不大，推荐单药化疗，也推荐参加临床试验。

对于一线治疗结束＞6个月复发的小细胞肺癌患者，可选择原方案治疗，但对于既往阿替利珠单抗或纳武利尤单抗维持治疗＞6个月复发的患者，不推荐重新使用PD-1联合化疗的治疗方案。

复发性小细胞肺癌二线治疗的探索仍在火热进行中，目前免疫联合抗血管生成治疗、双特异性抗体、抗体药物偶联物（ADC药物）是二线治疗中有前景的治疗方案。

第四章　化学治疗

　　化疗是化学药物治疗的简称，通过使用化学治疗药物杀灭癌细胞达到治疗目的。化疗是治疗肺癌最有效手段之一，与手术、放疗并称癌症的三大治疗手段。化疗属于全身治疗，贯穿肺癌治疗的全过程，包括新辅助化疗、辅助化疗、根治性化疗、姑息化疗、特殊途径化疗。随着科学的发展，肺癌治疗已经进入精准医疗时代，靶向药物、免疫治疗层出不穷，这些治疗效果好，不良反应轻，甚至有渐渐取代化疗的趋势，但并不是所有的患者都适合精准医疗。大量试验证明，即使适合精准医疗的患者，在某些特定情况下，接受化疗能更大限度地延长其寿命。

第一节　肺癌化疗药物的种类及作用机制

　　广义的化疗药物是指针对病原微生物、寄生虫、某些自身免疫性疾病、恶性肿瘤的治疗药物。狭义的化疗药物仅指针对肿瘤的治疗药物。其中传统的化疗药又称作细胞毒类抗肿瘤药，以此与新兴的分子靶向药物及免疫治疗药物等非细胞毒类抗肿瘤药物相区别。化疗药物主要干预肿瘤的核酸和蛋白质的生物合成及功能，从而抑制肿瘤细胞增殖，诱导肿瘤细胞凋亡。目前，肺癌化疗药物常用铂类、紫杉类、蒽环类。

一、化疗原理

　　身体的任何器官，如心、肝、肺、脾、肾，都是由成千上万的细胞构成的。最直观的就是化验报告单中常见的红细胞、白细胞、血小板等，它们都是细胞。一般来说，人体绝大部分成熟的细胞处于G0期，即静息状态，不会主动分裂。但是肿瘤细胞和部分器官的细胞一直处在持续增殖的状态，这些细胞会一直沿着G1-S-G2-M-G1这几个细胞周期循环。

1. 肿瘤的发生及肿瘤细胞的增殖

人体正常细胞在内外环境的刺激下可能会出现基因突变，诱发肿瘤。正常上皮细胞有能力从组织中移除基因突变细胞，这种能力被称为"上皮防御"。然而，尽管正常细胞可以在各方面胜过潜在的致瘤细胞，但获得适应度优势的致瘤突变基因在突变时产生生长优势，可以胜过正常细胞，并在组织中扩散，从而推动肿瘤的形成。目前，大约140个癌症驱动基因的突变已被证实具有竞争优势，可能导致癌症发展。

2. 细胞增殖周期

G1期，即DNA合成前期，这个周期的细胞主要为接下来的DNA合成做着各种准备，比如开始检查细胞的体积（即看细胞是否准备了足够的合成原料），同时开始合成DNA复制需要的各种功能蛋白，也会检查DNA模板是否完好。

S期，即DNA合成期，这个阶段的细胞在合成DNA。

G2期，即细胞分裂前期，这个周期的作用一是为接下来的细胞分裂做准备，例如合成微丝微管、纺锤体等分裂期必备的功能蛋白；二是再次检查已复制的DNA是否完好或需修复。

M期，即细胞分裂期，这个周期的细胞开始了一分为二的增殖过程。

二、肺癌常见化疗药物分类及其作用机制

1. 根据细胞动力学分类

依其作用于细胞周期的时相不同可分为以下2类。

（1）细胞周期特异性药物（CCSA） 这类药物仅在细胞周期的特异时相才有作用，如抗代谢药物和有丝分裂抑制剂。细胞周期特

异性药物，只针对并杀灭在特定细胞周期的肿瘤细胞，由于只能针对某一个细胞周期，药物需要等待细胞进入该周期后才能发挥药效，所以需要长时间地维持药物在肿瘤细胞周围。如针对DNA合成的S期：抗代谢类化疗药，包括抗叶酸类、抗嘌呤类、抗嘧啶类，其作用机制主要是抑制DNA合成；植物类化疗药，包括喜树碱类、依托泊苷、替尼泊苷等，其作用机制主要是抑制拓扑异构酶活性。针对细胞分裂过程的M期：植物类化疗药，包括长春碱类和紫杉类，其作用机制主要是抑制微管发挥作用。

（2）细胞周期非特异性药物（CCNSA）　这类药物在细胞周期的任一时相都有作用，对非增殖周期的细胞也有作用。细胞周期非特异性药物，可以作用于任何细胞周期阶段，只要是在分裂周期，即可直接杀灭碰到的所有肿瘤细胞，这类药物全部都是剂量依赖性的，也就是说药量越大效果越好。如烷化剂，可以使DNA双链之间形成非常紧密的结合，导致DNA无法完成复制、转录和翻译等过程，因此对细胞周期的各个阶段均可产生影响。此外还有蒽环类药物，它们可以通过多种机制影响细胞周期的各个阶段，包括限制DNA的生理活动，抑制拓扑异构酶和破坏细胞膜和胞内蛋白等。

2. 根据化学药物作用的细胞增殖环节分类

（1）影响核酸生成的药物　这类药物又称作抗代谢药，主要作用机制就是抑制叶酸、嘧啶、嘌呤等物质参与核酸的生物合成。

1）二氢叶酸还原酶抑制剂：这类药物除了氨甲蝶呤，往往名字中含有"曲塞"，例如培美曲塞、雷替曲塞等。二氢叶酸还原酶催化二氢叶酸还原成四氢叶酸，四氢叶酸是DNA合成的原料之一。这些药物会抑制酶的活性，干扰DNA的合成。

2）胸苷酸合成酶抑制剂：这类药物的名称中往往含有"嘧啶""尿""氟"，如氟尿嘧啶、替加氟等。另外还有一部分名字中含有"他滨"，如卡培他滨等。胸苷酸合成酶被抑制后，细胞的胸腺嘧啶就会不足，DNA的合成受阻从而导致细胞死亡。

（2）影响DNA结构和功能的药物

1）烷化剂：这类药物的名称中往往含有"司汀""胺"等字，如司莫司汀、卡莫司汀、环磷酰胺、替莫唑胺等。它们的化学结构中都含有烷基，烷基能够与核酸发生交联，使DNA链断裂，从而使肿瘤细胞死亡。

2）铂类配合物：这些药物的名字中都含有"铂"字，如顺铂、卡铂、奥沙利铂等。铂类药物进入细胞后会形成水合铂，然后与DNA中的鸟嘌呤和腺嘌呤结合，实现对DNA结构的破坏，干扰复制过程，从而诱导细胞凋亡。

3）拓扑异构酶抑制剂：这类药物多为喜树碱类，名字中多含有"替康"，如伊立替康、拓扑替康等。它们的功能是抑制拓扑异构酶I的活性。还有一部分名字中含有"泊苷"，如依托泊苷、替尼泊苷等，它们可以抑制纺锤体的形成。

（3）干扰RNA合成的药物　这类药物一般属于抗生素，名称中可能含有"比星""霉素"等，例如多柔比星、表柔比星、柔红霉素、更生霉素等。

（4）抑制蛋白质合成和功能的药物

1）长春碱类及其衍生物：这些药物的名字中都含有"长春"二字，如长春新碱、长春地辛、长春瑞滨等。它们的作用是抑制微管蛋白的聚合，从而抑制纺锤体的形成，阻止细胞分裂。另外，它们还可以干扰氨基酸的转运，从而影响蛋白质的合成。

2）紫杉醇类：这类药物的名称中都含有"紫杉"，如紫杉醇、紫杉特尔等。与长春碱类相反的是，它们促进微管蛋白的聚合，同时抑制微管的解聚，使有丝分裂停止，从而抑制肿瘤细胞的增殖。

第二节　影响化疗效果的预测因素

一、基线特征

身体状况（PS）评分、临床分期、既往治疗情况和转移部位等与肺癌化疗效果相关。年龄与临床分期是肺癌患者化疗效果及生存质量的独立影响因素，年龄越小、临床分期越早的患者化疗效果越好。但就预后生存质量而言，年龄较小的患者由于承受了较重的思想压力和心理负担，其生存质量往往会低于年龄较大的患者。PS评分差的患者化疗耐受情况差，因此疗效也差。

二、EGFR基因

EGFR基因突变不仅是TKI靶向治疗的主要依据，还可能影响肺腺癌患者的化疗效果。EGFR过度表达或异常表达，可能参与阻断肿瘤细胞凋亡，导致肿瘤细胞的增殖、侵袭、血管生成及转移。EGFR基因突变可能与DNA修复反应存在某种关联，其具体机制尚需进一步研究探讨。多项研究发现，携带EGFR突变的患者接受化疗比RGFR野生型患者效果更好。尽管多项研究显示EGFR是化疗的有利因素，但也有学者观察到不同的结果。EGFR基因突变是否能给患者带来化疗疗效的获益，研究结论尚不统一。

三、P53基因

P53基因是一种抑癌基因，可以抑制细胞增殖。许多实验发现P53和肿瘤化疗敏感性有关，如果肿瘤细胞中P53基因多数没有突变，那么肿瘤的化疗敏感性就高；如果肿瘤细胞中P53基因多数有突变或缺失，那么肿瘤对化疗的敏感性就低。

四、多药耐药基因（MDR）

人体内有一个多药耐药基因家族，里面有两个基因，即MDR1、MDR2。研究者发现，MDR1基因与肿瘤有关，它负责编码P-糖蛋白，P-糖蛋白参与药物代谢过程，会使细胞内药物浓度降低而产生耐药性。当P-糖蛋白在肿瘤细胞里较少的时候，肿瘤细胞内药物浓度较高，此时肿瘤对化疗敏感。如果肿瘤细胞内P-糖蛋白较多，则药物浓度较低，肿瘤对化疗不敏感。除了上面说到的这些基因，与化疗敏感性相关的还有bcl-2基因家族、拓扑异构酶Ⅱ、c-erbB-2基因、抑癌基因PTEN等。

五、核苷酸切除修复交叉互补基因1（ERCC1）和乳腺癌易感基因1（BRCA1）

铂类细胞毒效应的主要机制是铂类与DNA形成加合物，限制DNA的解螺旋，从而抑制DNA的复制。铂类诱导的DNA结构扭曲损伤能够被DNA修复系统识别，进而被核苷酸切除修复（nucleotide excision repair，NER）。ERCC1蛋白介导的DNA损伤切除是GG-NER通路的限速步骤，且ERCC1/XPF复合体参与铂类诱导的HR修复。BRCA1蛋白是HR通路的主要成员，在HR修复过程中起重要作用。由此推断，ERCC1与BRCA1可作为参与铂类诱导的DNA损伤修复反应的分子标志物，且可能参与铂类介导的耐药。多项临床研究证实，ERCC1或BRCA1低表达的患者更容易从以铂类为基础的化疗中获益。

六、β-微管蛋白Ⅲ（TUBB3）基因

紫杉类药物的主要作用机制为促进微管聚合，阻断微管解聚，从而抑制细胞有丝分裂过程。Ⅲ型微管蛋白的刚性构型可能导致微管蛋白的不稳定性，其表达水平与紫杉类药物的敏感度相关。Ⅲ型微管蛋白由β-微管蛋白Ⅲ（class Ⅲ beta-tubulin，TUBB3）基因编码，TUBB3基因定位于染色体16q24.3，含4个外显子，编码含450个氨基酸的蛋白质。多项研究表明，TUBB3基因表达水平与非小细胞肺癌紫杉醇化疗疗效及预后呈负相关。

第三节 肺癌化疗药物的临床应用

一、Ⅱ期、Ⅲ期非小细胞肺癌化疗方案

1. Ⅱ期 NSCLC 的综合治疗

首选外科手术治疗，对完全性切除的Ⅱ期非小细胞肺癌患者推荐术后含铂双药辅助化疗，不建议进行术后辅助放疗。Ⅱ期术后发现EGFR敏感基因突变的患者，可行奥希替尼（辅助化疗后）或埃克替尼辅助靶向治疗。Ⅱ期术后驱动基因阴性的患者，如PD-L1表达阳性（≥1%），可在铂类为基础的化疗后行阿替利珠辅助治疗或含铂化疗联合纳武利尤单抗新辅助治疗（因此Ⅱ期~Ⅲ期非鳞非小细胞癌术后需进行EGFR突变检测，指导辅助靶向治疗）。

2. Ⅲ期 NSCLC 的综合治疗

对于可切除类Ⅲ期非小细胞肺癌，ⅢA期可手术的非小细胞肺癌完全切除术后推荐辅助含铂双药化疗。对于术后发现EGFR敏感基因突变的患者，可行奥希替尼、埃克替尼辅助靶向治疗。术后驱动基因阴性的患者，如PD-L1表达阳性（≥1%），可在以铂类为基础的化疗后进行阿替利珠辅助治疗。

对于不可切除类Ⅲ期非小细胞肺癌，予根治性同步放化疗（首选），以铂类为主的同步化疗方案：

①PC方案：紫杉醇，第1天（d1）+卡铂，d1，每周。

②DP方案：多西他赛，d1+顺铂，d1，每周。

③AP/AC方案：培美曲塞，d1+顺铂，d1/卡铂，d1，每3周重复（非鳞状细胞癌）。

④EP方案：依托泊苷，第1天至第3天，顺铂第1天，每3周重复。

若患者无法耐受同步化放疗，则序贯放化疗优于单纯放疗。序贯化疗方案：

①长春瑞滨+顺铂。

②紫杉醇+顺铂或卡铂。

③培美曲塞+顺铂或卡铂（非鳞状细胞癌）。建议行2 ~ 4个周期评估后再行放疗。

对于大负荷肿瘤，临床上通过诱导化疗来缩小肿瘤体积，获得化放疗同步治疗机会，但无证据显示诱导化疗能提高生存获益。

二、晚期非小细胞肺癌的治疗

晚期非小细胞肺癌的一线化疗方案的框架为含铂双药，即以顺铂为基础，联合一种其他化疗药物。如果患者对顺铂不耐受，可以用卡铂替代。常用方案包括：

①NP方案：长春瑞滨第d1、d8天+顺铂d1，21天为1个周期，共4 ~ 6个周期。

②PP方案：紫杉醇d1+顺铂d1或卡铂d1，21天为1个周期，共4 ~ 6个周期。

③nab-PP方案：白蛋白紫杉醇第d1、d8、d15天+顺铂d1或卡铂d1，21天为1个周期，共4 ~ 6个周期。

④LP方案：紫杉醇脂质体d1+顺铂d1或卡铂d1，21天为1个周期，共4 ~ 6个周期。

⑤GP方案：吉西他滨d1、d8+顺铂d1或卡铂d1，21天为1个周期，共4 ~ 6个周期。

⑥DP方案：多西他赛d1+顺铂d1或卡铂d1，21天为1个周期，共4 ~ 6个周期。

⑦AP方案：培美曲塞d1+顺铂d1或卡铂d1，21天为1个周期，共4 ~ 6个周期。

1. Ⅳ期驱动基因阳性的非小细胞肺癌

（1）一线治疗　靶向治疗为Ⅰ级推荐，即首选治疗。基于NEJ009试验，靶向治疗联合化疗也被推荐使用（Ⅱ级推荐）。对于非鳞癌患者，若拒绝行靶向治疗，也可行含铂双药化疗+贝伐珠单抗（Ⅱ级推荐）。

（2）二线治疗（耐药后治疗）

1）若寡进展或CNS进展，I级推荐继续原EGFR-TKI治疗或活检明确耐药机制。缓慢进展的患者，可以加用化疗，根据患者的PS评分予单药或双药化疗。

2）若广泛进展，I级推荐再次活检，若T790M-（EGFR突变）/三代TKI治疗失败（EGFR/ALK突变）则使用含铂双药化疗±贝伐珠单抗。对于T790M阳性但拒绝靶向治疗的患者，可应用含铂双药化疗±贝伐珠单抗（Ⅲ级推荐）。基于ORIENT-31研究，培美曲塞+顺铂+贝伐单抗+信迪利单抗的方案有PFS的获益，因此也被推荐用于EGFR-TKI耐药的患者。HARMONI-A研究结果显示，依沃西单抗联合化疗也可以选择。对于其他类型突变患者，二线治疗以化疗为主。

（3）后线治疗　首先推荐单药化疗（I级推荐），也可以联合贝伐珠单抗治疗（Ⅱ级推荐）；对于两种化疗方案治疗失败的患者，可选择安罗替尼。若在一线全身治疗期间发现EGFR突变，则完成计划的化疗或中断，给阿法替尼或奥希替尼（首选）。

2. 无驱动基因的晚期非小细胞肺癌

（1）无驱动基因的晚期非鳞非小细胞肺癌

一线治疗

I级推荐：

对于PS=0～1的患者，首选以含铂双药化疗为基础的治疗方案。含顺铂或卡铂的双药方案包括顺铂/卡铂+吉西他滨/多西他赛/紫杉醇/紫杉醇脂质体（2A类）/长春瑞滨/培美曲塞/紫杉醇聚合物胶束。对于一线培美曲塞联合铂类的患者，推荐后续培美曲塞单药维持治疗。临床试验发现，以含铂双药化疗为基础的联合治疗方案较单纯含铂双药化疗有更优的无进展生存期（PFS）和总生存期（OS）。因此，在一线含铂双药化疗基础上，推荐加用免疫治疗或抗血管生成治疗。对于拒绝化疗的患者，可考虑免疫治疗。

对于PS=2的患者，推荐单药化疗（吉西他滨、紫杉醇、长春瑞滨、多西他赛、培美曲塞），也可以考虑含铂双药化疗（Ⅱ级推荐），但是需要慎重。

二线治疗

对于PS=0 ~ 2的患者，二线双药化疗较单药化疗未显示出生存获益，所以首先使用一线未使用的单药化疗，如多西他赛或培美曲塞。拒绝化疗者可选择免疫治疗。对于PS=3 ~ 4者，推荐最佳支持治疗。对于两种化疗方案都失败的患者也可以考虑安罗替尼（Ⅱ级推荐）。

三线治疗

对于PS=0 ~ 2的患者，推荐既往未使用过的单药化疗。对于两种化疗方案都失败的患者也可以考虑安罗替尼（Ⅰ级推荐）。也可以鼓励患者参加临床试验。

（2）无驱动基因的鳞癌非小细胞肺癌

一线治疗

Ⅰ级推荐：

对于PS=0 ~ 1的患者，推荐含顺铂或卡铂双药方案（顺铂/卡铂＋吉西他滨/多西他赛/紫杉醇/脂质体紫杉醇/紫杉醇聚合物胶束）或含奈达铂双药方案（奈达铂＋多西他赛）。临床研究显示，免疫联合化疗比单纯化疗有更优的PFS和OS，因此一般推荐加用免疫治疗。对于PS=2的患者，推荐单药化疗（Ⅰ级推荐）（吉西他滨、紫杉醇、长春瑞滨、多西他赛）或最佳支持治疗（Ⅱ级推荐）。

二线治疗

对于PS=0 ~ 2的患者，推荐单药化疗，如多西他赛（Ⅰ级推荐），吉西他滨（Ⅱ级推荐）和长春瑞滨（Ⅱ级推荐）。因双药二线化疗不良反应较多，相比单药化疗没有生存获益，所以二线化疗推荐单药化疗。对于拒绝化疗的患者，可考虑免疫治疗。对于PS=3 ~ 4的患者，推荐最佳支持治疗。

三线治疗

对于PS=0 ~ 2的患者，推荐多西他赛（Ⅰ级推荐），对于两种化疗方案失败的患者也可以考虑安罗替尼（Ⅱ级推荐）。

3. 小细胞肺癌

（1）局限期小细胞肺癌

1）肿瘤处于T1-2，N0：建议局部治疗后联合化疗。适合手术者，术后推荐行辅助化疗（依托泊苷+顺铂/卡铂），合并淋巴结转移的患者应加用辅助放疗。不适宜手术或不愿意手术的患者，推荐立体定向放射治疗（SBRT/SABR）后化疗或化疗联合同步/序贯放疗（Ⅰ级推荐）。

2）肿瘤超过T1-2, N0：对于PS 0～2和PS 3～4（由SCLC导致）的患者，建议化疗联合同步/序贯放疗。化疗方案可选依托泊苷+顺铂/卡铂。对于PS 3～4（非SCLC导致）的患者，不推荐使用化疗，建议进行最佳支持治疗。

（2）广泛期小细胞肺癌

1）一线治疗：对于PS 0～2和PS 3～4（由SCLC导致）且无脑转移的患者，主要以化疗为基础治疗。化疗方案包括依托泊苷/伊立替康+顺铂/卡铂/洛铂。因为免疫治疗联合化疗较单纯化疗有生存获益，因此，推荐在化疗的基础上加用免疫治疗。对于PS 3～4（非SCLC导致）的患者，不推荐使用化疗，建议进行最佳支持治疗。对于伴有脑转移的患者，应先行放疗，再行化疗。

2）二线治疗

①复发≤6个月：对于PS 0～2的患者，推荐单药拓扑替康化疗或参加临床试验（Ⅰ级推荐）。还可以选择其他单药化疗方案：伊立替康、紫杉醇、多西他赛、吉西他滨、口服型依托泊苷、长春瑞滨、替莫唑胺（Ⅱ级推荐）。

②复发＞6个月：推荐选用原方案。拒绝化疗者可选择芦比替丁（Ⅲ级推荐）。

备注：不适用于一线联合免疫治疗患者，对于使用免疫维持治疗6个月后复发的患者，建议再次使用依托泊苷+顺铂/卡铂。

3）三线治疗：小细胞肺癌三线治疗无化疗方案推荐。可以选用抗血管生成治疗、免疫治疗或者参加临床试验。

第四节 肺癌化疗的不良反应及处理

一、骨髓及循环系统毒性

通常化疗后患者会出现血细胞减少，首先出现减少的是中性粒细胞，随后是血小板和红细胞。通常情况下，预防性使用升白细胞、升血小板药物可减轻骨髓及血液系统的不良反应。若程度为中、重度骨髓抑制，由于感染风险及出血风险高，需要及时给予升白药、升白针、升血小板药物。对于粒细胞减少性发热（febrile neutropenia，FN）风险较高的患者，可预防性使用G-CSF；而对于中低风险患者，则不推荐预防，可在出现粒细胞减少后再给予G-CSF。血红蛋白＜100g/L者，可皮下注射促红细胞生成素（EPO），同时补充铁剂。化疗相关血小板减少的治疗包括输注血小板和给予促血小板生长因子。促血小板生长因子有重组人白细胞介素11（rhIL-11）、重组人血小板生成素（rhTPO）、TPO受体激动剂罗米司丁和艾曲泊帕等。严重贫血者则需要视情况给予输注血制品。

二、胃肠道毒性

胃肠道对化疗药物的敏感性高，因此胃肠道不良反应也是化疗时最常见的不良反应之一，表现为食欲减退、恶心、呕吐、腹痛、腹泻，严重者可出现脱水和电解质紊乱。胃肠道症状发生率一般与药物剂量成正比，静脉用药也不能避免。通常化疗前给予止吐药物预防呕吐的发生，年轻、妊娠期有呕吐史、胃肠道肿瘤等患者化疗前可遵嘱应用安定、异丙嗪、地塞米松、胃复安等药物。

三、肝脏毒性

化疗药物还会导致肝毒性反应，但发病率很低，通常在给药后1~4周观察到。肝毒性常表现为药物性肝炎、胆红素升高、转氨酶升高等。在化疗期间，遵医嘱定期监测肝功能，发现问题及时处理；化疗前或化疗过程中适当使用保肝药物；当患者出现肝毒性征兆时，应该在医生的指导下及时停药或减少用药剂量，等各项指标恢复正常后，可考虑更换化疗药物。

四、皮肤毒性

皮肤不良反应包括脱发、色素沉着、光敏性皮炎、手足综合征等。其中脱发是常见的不良反应之一。一般情况下，轻度皮肤反应不影响抗肿瘤治疗，在停药后会好转，但是重度皮肤反应需要及时处理。生活中要注意保护头发，避免接触高温环境。能引起皮肤色素沉着的化疗药物有很多，但是不用担心，色素沉着只是影响美观，停药一段时间后可以恢复。目前尚没有明确有效的针对化疗后色素沉着的治疗手段，但并不影响化疗的继续，一般在化疗结束后色素沉着逐渐恢复正常或减轻。食用含维生素C的蔬菜和水果（如番茄），可以抑制黑色素的生成，而且其还具有还原作用。

五、神经系统毒性

神经系统不良反应是化疗时常见的剂量限制性毒性反应，也就是说随着化疗药物累积剂量的增加，毒性反应逐渐加重。外周神经系统毒性表现为肢体末端麻木、感觉迟钝或消失、外周神经炎等；中枢神经系统的毒性少见，但较严重。对于不同的患者，化疗药物的神经系统毒性反应不一样，在治疗过程中要有针对性地给予处理，用药期间尽量避免冷、热及强光刺激。所以化疗尽量应用经外周静脉穿刺中心静脉置管（PICC）、深静脉穿刺中心静脉置管（CVC）和完全植入式静脉输液港（PORT）。用药过程中最重要的是避凉，佩戴手套，避免接触金属物品及床栏，以免冷刺激诱发肢端麻木，洗漱应使用温开水，水果加热后再食用。糖尿病患者需控制血糖，饮酒者应戒酒，以避免加重神经病变。

六、泌尿系统毒性

化疗药物引起的泌尿系统毒性主要是肾脏损伤（肾毒性）和出血性膀胱炎。肾毒性临床表现为多尿、少尿或无尿及肾功能指标异常的尿毒症样症状。出血性膀胱炎的表现有尿频、尿急、尿痛、血尿等。顺铂及氨甲蝶呤引起的肾毒性可以采用大量水化疗法联合利尿治疗。环磷酰胺和异环磷酰胺可引起出血性膀胱炎，其应对措施包括在预防性大量饮水的同时给予泌尿道保护剂美司钠。

七、心脏毒性

不同的抗肿瘤药物造成的心脏毒性反应表现形式也不同，具体可以分为心脏功能损伤（如蒽环类药物）和血管功能损伤（如5-FU和卡培他滨）。化疗既可以直接导致心脏病，也能促进心血管疾病的发生或成为促使心血管疾病发生的重要风险因素。研究显示，在接受蒽环类药物化疗的患者中，化疗结束后及时应用ACEI联合β受体阻滞剂治疗是心功能改善的一项关键变量，建议对左心室功能不全的患者进行系列心脏监测，并对心脏毒性高风险患者预防性应用ACEI和β受体阻滞剂。然而，尽管依照心衰指南给予了最优化治疗，仍有部分心律失常型心肌病发展为终末期心力衰竭。据统计，化疗相关心肌病发生率≤10%，有2%～4%的患者会进展为终末期心力衰竭。

第五节　化疗期间膳食原则

良好的膳食、规律的运动作息与情志疏导有助于减少化疗的不良反应。

（1）合理膳食，适当运动。

（2）保持适宜的、相对稳定的体重。

（3）食物的选择应多样化。

（4）适当多摄入富含蛋白质的食物。

（5）多吃蔬菜、水果和其他植物性食物。

（6）多吃富含矿物质和维生素的食物。

（7）限制精制糖的摄入。

（8）肿瘤患者抗肿瘤治疗期和康复期膳食摄入不足，经膳食指导仍不能满足目标需要量时，建议给予肠内、肠外营养支持治疗。

第五章 免疫治疗

　　癌症免疫疗法的目标是引发细胞免疫反应，尤其是T细胞介导的肿瘤特异性抗原（TSA）和肿瘤相关抗原（TAA）的定向细胞毒性，可以选择性地破坏肿瘤细胞。免疫调节药物还可以通过增加血浆中肿瘤特异性抗体、自然杀伤（NK）细胞、树突状细胞（DC）、巨噬细胞（MΦ）和细胞因子的浓度来对抗癌细胞。治疗类型包括治疗性疫苗、免疫调节剂、自体细胞疗法和针对活化T细胞或癌细胞相关检查点抑制剂信号的单克隆抗体（mAbs）等。免疫检查点抑制剂广泛应用于肺癌治疗，因此本章主要讲述免疫检查点抑制剂。

第一节　免疫治疗的机制

一、PD-1/PD-L1

　　PD-1（CD279）分子是一种免疫抑制辅助信号受体，属于CD28家族，于1992年首次被克隆为T细胞死亡诱导表达的基因产物。PD-1主要在活化的T细胞上表达，通过与PD-1配体PD-L1和PD-L2结合，起到T细胞活化的刹车作用。与PD-L1和PD-L2结合后，PD-1被LCK激酶磷酸化，导致酪氨酸磷酸酶SHP2募集，随后CD28去磷酸化，进而抑制TCR/CD28信号传导和T细胞活化信号。

　　PD-1的配体PD-L1在多个正常组织和恶性细胞上表达。当暴露于局部活化的T细胞释放的干扰素γ和其他细胞因子时，PD-L1在肿瘤细胞上的表达上调，导致肿瘤细胞对T细胞免疫产生抵抗力，特别是在肿瘤微环境（TME）中。长时间暴露于TME中的肿瘤抗原后，浸润在TME中的T细胞（称为TIL）会耗尽，这些TIL具有PD-1高表达和抗肿瘤功能低的特点。因此，阻断PD-1/PD-L1相互作用的抗体在很大程度上恢复了这些耗竭的T细胞功能，并增强了抗肿瘤免疫能力。

二、CTLA-4

细胞毒性T淋巴细胞相关抗原4（cytotoxic T lymphocyte-associated antigen-4，CTLA-4）又名CD152，是一种白细胞分化抗原，也是T细胞上的一种跨膜受体，具有下调免疫反应的功能。CTLA-4还通过抑制活化T细胞的IL-2产生、IL-2受体表达和细胞周期进展来抑制T细胞的反应。CTLA-4在活化的T细胞上表达，并通过与抗原呈递细胞上表达的两种B7家族分子，如CD80（B7-1）和CD86（B7-2）结合来传递抑制性共信号。CD80/CD86也是T细胞共刺激分子CD28的配体，但由于CD28对CTLA-4的结合亲和力是其对CD80/CD86的结合亲和力的几十倍，因此CTLA-4拮抗性地抑制CD28刺激共信号。

三、淋巴细胞活化基因-3

淋巴细胞活化基因-3（LAG-3）又称CD223，主要具有负调控T细胞的功能，属于免疫球蛋白超家族成员，与CD4的同源性约为20%。LAG-3在活化的CD4$^+$和CD8$^+$T细胞、调节性T细胞（TREG）、NK细胞亚群、B细胞和浆细胞样DC上表达。MHC-Ⅱ是典型的LAG-3配体，半乳糖凝集素-3、LSECtin、α-突触核蛋白和纤维蛋白原样蛋白1（FGL1）也与LAG-3相互作用。LAG-3信号传导在辅助T细胞1（TH1）的激活、增殖和细胞因子分泌中起到调控作用。LAG-3和PD-1双重阻断已被证明可以通过重振肿瘤微环境中的CD8$^+$TIL和减少TREG来增强抗肿瘤免疫并抑制肿瘤生长。

四、T细胞免疫球蛋白和黏蛋白结构域-3

T细胞免疫球蛋白和黏蛋白结构域-3（TIM-3）又称HAVCR2，属于免疫调节蛋白TIM家族的一员，也是一种免疫检查点蛋白，在CD4⁺TH1和CD8⁺T细胞毒性细胞以及其他免疫细胞上表达。据报道，四种不同的配体与TIM-3的IgV结构域结合，包括半乳糖凝集素-9、高迁移率族蛋白B1（HMGB1）、癌胚抗原细胞黏附分子1（CEACAM-1）和磷脂酰丝氨酸（PS）。TIM-3与其配体的结合诱导TH1细胞的细胞内钙通量，导致细胞死亡和对T细胞反应的负调控。

第二节　疗效影响因素和标志物

一、基线特征

一些临床病理因素，如性别、年龄、肿瘤大小和分期等，也是免疫检查点抑制剂（ICI）治疗效果的预测标志。一般而言，男性患者的无进展生存期（PFS）和总生存期（OS）明显长于女性患者，年龄在60岁至75岁的癌症患者对ICIs的客观缓解率（ORR）更高。肿瘤大小是一个独立因素，与接受ICIs治疗的癌症患者的ORR和OS相关。

二、PD-L1的表达

PD-L1表达已被评估为NSCLC患者一线和二线ICI治疗的前瞻性优选生物标志物。由于PD-L1的高阳性率通常伴随着高水平的T淋巴细胞浸润，检测肿瘤组织中PD-L1的表达水平是预测患者对PD-1/PD-L1抑制剂反应的最直接的方法。PD-L1表达水平在预测ICIs疗效方面相对成熟，已成为临床医生制订NSCLC患者免疫治疗方案的重要依据。值得注意的是，一部分PD-L1表达阴性的患者也可以受益于PD-1/PD-L1抑制剂治疗。PD-L1具有生物学异质性，不仅可以在肿瘤细胞中表达，还可以在免疫细胞和一些炎症细胞中表达。PD-L1的表达在肿瘤间和肿瘤内组织之间也有所不同，并可能随着治疗而变化。一些临床试验中，无论PD-L1表达如何，患者均能从免疫治疗中获益，这一现象反映了PD-L1表达与治疗效果之间的相关性并不完全一致。尽管由于某些特殊情况的发生，PD-L1作为免疫治疗疗效的最佳预测因子存在争议，但PD-L1检测对接受免疫治疗的患者仍然具有重要的指导意义。

三、肿瘤编码区内的体细胞突变数量

TMB是指肿瘤编码区内体细胞突变的数量。与TMB低的肿瘤相比，TMB高的肿瘤更有可能表达更多数量的新抗原，因此对ICIs更敏感。相关研究探索了TMB与ICIs临床疗效之间的关系。CheckMate 026研究表明，一线纳武利尤单抗（nivolumab）治疗的PD-L1阳性肿瘤和TMB高的患者有更高的应答率（47%对28%）和更长的PFS（9.7个月对5.8个月）。在对先前接受ICI治疗的转移性NSCLC患者的两项大型随机试验的回顾性分析中，以及在一个单独的非临床队列中，血液TMB（bTMB）预测了ICI治疗后PFS改善的患者。然而，TMB作为预测性生物标志物在早期和转移性疾病中的作用尚不明确。

四、循环中释放的肿瘤细胞DNA片段

DNA片段已被证明通过细胞凋亡、坏死或活性分泌过程进入循环和其他体液区室。循环中释放的肿瘤细胞DNA片段（ctDNA）可以作为一种生物标志物，用于检测手术后的分子残留疾病（MRD），从而预测复发风险及指导后续治疗。在CheckMate 816试验中，新辅助纳武利尤单抗联合化疗，在未检测到ctDNA的患者中观察到46%的患者达到pCR，而在检测到ctDNA的患者中则为13%。

五、肿瘤浸润淋巴细胞

肿瘤浸润淋巴细胞（TIL）是肿瘤微环境的组成部分之一，特别是表达各种活化抗原的免疫炎症细胞的异质性群体。有证据表明，肿瘤背景中CD8$^+$和FOXP3+Treg-TIL的浓度可被视为晚期NSCLC患者基于含铂的新辅助化疗反应的预测标志物。此外，有研究发现，NSCLC患者基线肿瘤组织中的CD8$^+$TIL和相应的ICIs丰度与对ICI治疗的耐药性有关。这说明NSCLC患者基线肿瘤组织中CD8$^+$TIL的丰度可作为预测ICIs疗效的潜在标志物。

六、驱动基因

驱动基因阳性的NSCLC患者对免疫疗法的反应非常低，一些驱动基因突变已成为ICIs临床应用的关键排除标准。携带EGFR突变或ALK重排的NSCLC患者对ICIs的低反应显著相关。在2020年NCCN指南中，NSCLC专家组提出，PD-1表达水平≥1%但有驱动基因突变的NSCLC患者应首先选择靶向治疗，而不是ICIs。在使用PD-1或PD-L1抑制剂之前，必须先检测EGFR、ALK和ROS1融合状态。指南中没有明确指出的其他突变基因也可能与ICIs的反应水平有关。一些罕见的肿瘤基因突变也可能预测NSCLC患者对ICIs的反应水平。在NSCLC患者中，磷脂酰肌醇-4，5-二磷酸3-激酶催化亚基α（PIK3CA）、EGFR或STK11突变对ICIs没有反应，而KRAS、肿瘤蛋白P53（TP53）突变和间充质-上皮转化因子（MET）基因外显子14跳跃突变对ICI反应良好。

七、肠道中的细菌

肠道中微生物衍生的代谢产物可能是系统免疫功能的中心调节因子。不同的共生菌影响肿瘤免疫原性及提高ICIs疗效的能力，为改善肿瘤患者的预后提供了一个机会。对抗PD-1治疗有反应的黑色素瘤患者可以通过其肠道微生物组的多样性和组成来区分无反应者。这种作用是由抗原呈递增加和效应T细胞功能改善介导的。在接受ICIs治疗的晚期NSCLC患者中，与未接受抗生素治疗的患者相比，同时服用抗生素改变了肠道微生物组，导致肿瘤对ICIs的反应降低。Gopalakrishnan（戈帕拉克里什南）等的研究发现，粪便瘤胃球菌科的多样性和相对丰度与ICIs的反应有关。然而，尽管这些结果令人鼓舞，但本质上是探索性的，需要在更大队列中进行验证。

八、其他标志物

外周血分析是一种无创的方法，具有丰富的成分和重要的临床价值，如多种炎症指标。此外，该方法在预测免疫治疗后的治疗结果方面具有很好的潜力。相关研究发现，尽管证据有限，外周血淋巴细胞绝对计数（ALC）、乳酸脱氢酶（LDH）、中性粒细胞与淋巴细胞比值（NLR）等与免疫治疗的反应相关。此外，微小RNA、新抗原、细胞外小泡等对ICIs疗效的预测价值也得到了广泛研究，一些生物标志物在联合使用时可以很好地预测疗效。

总之，积极寻找免疫疗法中的预测性生物标志物是筛查受益人的目的，这不仅是靶向生物模型的内涵，也是促进精准医学模型发展的目的。由于免疫系统过于复杂，无法用单一的生物标志物来解释，医护人员不应该只关注生物标志物的单一预测意义，综合思考也非常关键。

第三节　免疫治疗的临床应用

一、无驱动基因突变的非鳞非小细胞肺癌

对于无驱动基因突变的转移性非鳞非小细胞肺癌患者，一线治疗可选择免疫检查点抑制剂（ICI）联合含铂双药化疗（培美曲塞+

铂类）（Ⅰ级推荐）。

可选的免疫检查点抑制剂有帕博利珠单抗、卡瑞利珠单抗、信迪利单抗、替雷利珠单抗、阿替利珠单抗、舒格利单抗和特瑞普利单抗。指南还推荐了另一种含铂双药化疗联合免疫治疗的方案（阿替利珠单抗+紫杉醇+卡铂）（Ⅱ级推荐）。

对于无法耐受化疗或拒绝化疗的PD-1高表达患者也可以选用免疫单药，即帕博利珠单抗［限PD-L1，肿瘤细胞阳性肿瘤分数（TPS）≥50%］（1A类证据）或阿替利珠单抗（限PD-L1，TC≥50%或IC≥10%）。

低表达患者若无法耐受化疗，也可尝试单药免疫治疗，即帕博利珠单抗（限PD-L1，TPS 1% ~ 49%）（2A类证据）。

此外，指南还推荐四药方案（阿替利珠单抗+紫杉醇+卡铂+贝伐珠单抗）、免疫双药联合治疗（纳武利尤单抗+伊匹木单抗，限PD-L1≥1%）和免疫双药联合化疗（纳武利尤单抗+伊匹木单抗和2周期培美曲塞+铂类）（均为Ⅱ级推荐）。

晚期二线治疗可选用纳武利尤单抗或替雷利珠单抗单药免疫治疗（Ⅰ级推荐），也可以选用帕博利珠单抗（限PD-L1，TPS≥1%）和阿替利珠单抗（Ⅱ级推荐）。

二、驱动基因突变阳性的非鳞非小细胞肺癌

从目前已有的研究来看，并不支持驱动基因突变阳性的非鳞非小细胞肺癌一线使用免疫治疗。但在二线治疗中可以选用信迪利单抗+贝伐珠单抗类似物+化疗（Ⅱ级推荐）。

三、鳞状非小细胞肺癌

晚期一线治疗可以选用免疫单药联合含铂双药化疗。具体可以选用的免疫检查点抑制剂有帕博利珠单抗（联合紫杉醇/白蛋白紫杉醇+铂类）、替雷利珠单抗（联合紫杉醇/白蛋白紫杉醇+铂类）、信迪利单抗（联合吉西他滨+铂类）、卡瑞利珠单抗（联合紫杉醇+铂

类）和舒格利单抗（联合紫杉醇+铂类）（Ⅰ级推荐），还可以选用派安普利单抗（联合紫杉醇+铂类）（Ⅱ级推荐）。

对于无法耐受化疗或拒绝化疗的PD-1高表达患者也可以选用免疫单药，即帕博利珠单抗（限PD-L1，TPS≥50%）（1A类证据）和阿替利珠单抗（限PD-L1，TC≥50%或IC≥10%）。低表达患者若无法耐受化疗也可尝试单药免疫治疗，即帕博利珠单抗（限PD-L1，TPS 1%~49%）（2A类证据）。此外，指南还推荐免疫双药联合治疗（纳武利尤单抗+伊匹木单抗，限PD-L1≥1%）和免疫双药联合化疗（纳武利尤单抗+伊匹木单抗和2周期培美曲塞+铂类）（均为Ⅱ级推荐）。

晚期二线治疗可选用纳武利尤单抗或替雷利珠单抗单药免疫治疗（Ⅰ级推荐），同时也可以选用帕博利珠单抗（限PD-L1，TPS≥1%）和阿替利珠单抗（Ⅱ级推荐）。

四、广泛期小细胞肺癌

一线治疗可以选择免疫治疗联合EP方案化疗（依托泊苷+卡铂）（Ⅰ级推荐）。可选用的免疫检查点抑制剂有阿替利珠单抗、度伐利尤单抗、斯鲁利单抗、特瑞普利单抗、替雷利珠单抗和阿得贝利单抗。

由于KEYNOTE-604、CheckMate331和CheckMate451这三项大型Ⅲ期临床试验的失败，美国食品药品监督管理局撤回了帕博利珠单抗和纳武利尤单抗二线或三线治疗广泛期小细胞肺癌的适应证。因此，目前对于广泛期小细胞肺癌的二线或三线治疗暂不推荐使用免疫治疗。期待后续研究能填补这一空白。

第四节 免疫治疗的不良反应

一、皮肤毒性

皮肤毒性是免疫检查点抑制剂最常见的不良反应之一。ICI相关的皮肤表现包括斑丘疹、湿疹样皮肤病、银屑病、苔藓样皮肤病和大疱性皮疹，通常与瘙痒有关。对于使用PD-1抑制剂治疗的患者，据报道皮疹的发生率约为15%，瘙痒高达20%，白癜风的发生率低于10%。皮肤毒性的管理需要根据病情的类型和严重程度进行特殊治疗：1级和2级皮肤毒性可考虑使用润肤剂、口服抗组胺药物或局部使用糖皮质激素，而3级及以上皮肤毒性必须使用全身性糖皮质激素治疗。

二、胃肠道毒性

在接受CTLA-4抑制剂治疗的患者中，多达54%的患者会出现腹泻，其中多达22%的患者在结肠镜检查中发现结肠炎。PD-1抑制率较低，约20%的患者报告腹泻，1%～2%的患者报告3级或以上毒性。对于1级腹泻，在继续ICIs治疗的同时，应仔细监测患者的容量消耗。重要的是要排除腹泻的其他原因，进行适当的感染检查。对于2级毒性，应暂时停止ICIs治疗，并在不等待结肠镜检查的情况下开始全身激素治疗。对于3级毒性，需暂停ICIs治疗，并静脉注射甲基泼尼松龙2mg/（kg·d）治疗。可无须等待结肠镜检查即可开始激素治疗，如48小时激素治疗无改善或加重，在继续应用激素的同时考虑加用英夫利昔单抗。如果英夫利昔单抗耐药，考虑维多珠单抗。对于4级毒性，则需永久停用ICIs治疗。

三、肝脏毒性

ICIs引起的免疫介导的肝损伤可表现为疲劳、发热、恶心和黄疸等症状。肝脏毒性的严重程度可根据肝酶（AST和ALT）和胆红素水平的高低进行分类。所有接受ICIs治疗的患者应注意肝功能障碍的症状，并定期监测转氨酶和胆红素水平。对于1级毒性，可以在监测转氨酶水平的同时继续进行ICI治疗。在2级肝毒性的情况下，应暂停ICIs治疗，并口服0.5 ~ 1mg/kg泼尼松，如肝功能好转，缓慢减量，总疗程至少4周。对于3级毒性，建议停用免疫治疗。如果麦考酚酯效果仍不佳，可选用他克莫司。对于4级毒性，建议永久停用免疫治疗，并静脉使用甲基泼尼松龙，1 ~ 2mg/kg。

四、肺脏毒性

免疫性肺炎最常见的临床表现是气促、低氧血症和咳嗽，其他常见症状还有呼吸困难、胸痛、发热及咳痰增多等。胸部CT的放射学检查结果并没有显示特定的特征。对于1级毒性，应推迟免疫治疗，同时完成排除其他原因（包括感染）的检查。对于2级毒性，应暂停ICIs治疗，并且需要静脉滴注甲基泼尼松龙1 ~ 2mg/（kg·d）。对于3级或以上毒性，应永久停用免疫治疗。药物治疗方面，可考虑静脉滴注甲基泼尼松龙2mg/（kg·d），酌情行肺通气治疗；若无明显改善，可考虑接受英夫利昔单抗（5mg/kg）静脉滴注，或吗替麦考酚1g/次，2次/日，或静脉注射免疫球蛋白治疗。

五、内分泌系统毒性

免疫相关内分泌系统损害与几种内分泌毒性有关，包括甲状腺功能异常、垂体炎、肾上腺功能不全和新发糖尿病等。这些不良反应中最常见的是急性垂体炎和甲状腺功能异常。

1. 甲状腺功能异常

甲状腺功能异常包括甲状腺功能减退、甲状腺功能亢进。甲状腺功能减退常表现为淡漠、乏力、虚胖、便秘、嗜睡等症状，甲功检查表现为 TSH 升高、FT_4 降低。甲状腺功能亢进常表现为体重下降、食欲亢进、大便次数增多、腹泻、持续性心动过速、紧张焦虑、失眠、手抖、多汗等症状，甲功检查表现为 FT_4 升高、TSH 降低，促甲状腺受体抗体（TRAb）、甲状腺过氧化物酶（TPO）可能出现异常。接受 ICIs 治疗的患者应定期复查甲状腺功能（即 TSH 和 T_4）。1 级甲状腺功能障碍的治疗需要密切监测血清 TSH 和游离 T_4，以确定甲状腺损害是否持续存在。对于甲状腺功能减退症，只有当患者出现症状或症状持续（血清 TSH > 10mIU/L）超过 1 个周期时，才开始甲状腺素替代治疗，可不停止 ICIs 治疗。出现严重症状或黏液水肿症状（如心率或体温过低）时，建议住院治疗。甲状腺功能亢进亚急性期以观察为主，不需要药物治疗。4 ~ 6 周后复查，如果已经缓解，不需要进一步治疗；如果 TSH 仍然低于正常值，游离 T_4 或总 T_3 升高，建议行 4 小时或 24 小时摄碘率以明确是否有甲状腺功能亢进或毒性弥漫性甲状腺肿（Graves 病）等疾病。

2. 垂体炎

垂体炎主要表现为头痛和疲劳。常规的 MRI 并不能完全排除垂体炎，治疗应根据临床症状和垂体激素水平来决定。糖皮质激素不会改善垂体炎的严重程度或缩短持续时间。如果出现垂体炎，则应停止 ICIs 治疗，直至急性症状缓解。如果伴有临床症状，可予甲基泼尼松龙或泼尼松 1 ~ 2mg/（kg·d），或根据临床指征给予相应激素替代治疗。

3. 糖尿病

ICI 相关糖尿病表现为多饮、多尿、多食、体重减轻等症状。尽管不太常见，但 PD-1 抑制剂可诱导糖尿病的发生，其通常（70%）表现为糖尿病酮症酸中毒。ICI 诱导的糖尿病往往是永久性的，糖皮质激素给药的尝试没有成功。

六、肾脏毒性

ICI 相关的肾毒性包括肾小球肾炎、高血压、蛋白尿和急性间质性肾炎等。在经历1级毒性的患者中，免疫检查点抑制剂可以在密切监测的情况下继续使用。对于2级或2级以上的毒性，应进行免疫治疗，并考虑使用激素治疗。并且建议肾病科会诊，在某些情况下可能需要做肾活检。其他已报道的治疗方法包括霉酚酸酯、利妥昔单抗和泼尼松治疗免疫性肾小球肾炎。

七、肌炎

ICI相关肌炎可表现为急性或亚急性肌痛或肌无力。当并发心肌炎和重症肌无力样症状（如上睑下垂和动眼肌无力）时，死亡率相对较高。糖皮质激素是ICI相关肌炎的一线治疗药物。初始给药范围为每天0.5mg/kg泼尼松或1 ~ 2mg/kg甲泼尼龙。难治性病例可用静脉注射免疫球蛋白和血浆置换。

ICI相关的心肌炎大多数表现为肌钙蛋白水平升高和心电图异常。不过，有一半患者射血分数保持不变。高剂量糖皮质激素的早期和积极治疗至关重要。ICI相关的心肌炎的治疗包括停用ICI、支持性治疗和糖皮质激素治疗。建议使用泼尼松（0.5 ~ 2.0mg/kg），症状改善后再减量服用4 ~ 6周。尽管进行了这种治疗，但死亡率仍然很高。个别病例报告表明，阿仑单抗（抗CD52mAb）或阿巴西普治疗成功。

八、神经毒性

ICI的神经系统并发症并不常见（约1%），常表现为头痛、重症肌无力、周围神经病变、脑膜炎和脑炎等症状。重症肌无力（myasthenia gravis，MG）和脑炎在PD-1抑制剂治疗中更常见，而格林-巴利综合征和脑膜炎在伊匹木单抗治疗中更常见。与肌炎和心肌炎相关的MG预后较差。约50%的MG患者具有抗乙酰胆碱受体的抗体。糖皮质激素和免疫球蛋白是治疗的主要药物。

第六章 靶向治疗

在过去几十年里，随着对分子生物学的深入研究，靶向治疗开启了肺癌精准治疗的时代。靶向治疗是基于肿瘤细胞表面的特定传导信号通路，通过精确识别并干预肺癌细胞中的关键分子变化，直接杀伤具有某种基因突变的肿瘤细胞。它能够更精准地抑制肿瘤的生长和扩散，为患者提供更为个性化、有效的治疗方案。

该部分主要是探讨肺癌靶向治疗的机制，从分子靶点识别、药物研发设计、个体化治疗和耐药性机制等多角度全面分析。我们将深入探讨肺癌中常见的分子靶点，如EGFR、ALK、ROS1等，并介绍针对这些靶点的靶向药物及其研发进展，以期为未来肺癌治疗的发展和病患的福祉贡献一份力量。

第一节 靶向治疗的机制

突变基因的检测是通过使用高通量测序技术，如全外显子组测序，以确定肺癌细胞中存在的特定基因突变。如EGFR、ALK、ROS1、KRAS等突变在肺癌中常见，而不同的突变对于不同的靶向治疗药物的敏感性有所不同。

一、EGFR

EGFR（表皮生长因子受体）是一种酪氨酸激酶型受体，属于受体酪氨酸激酶家族。当受到上皮生长因子（EGF）的刺激时，

EGFR会发生二聚化，形成活性结构，从而触发细胞内的多个激酶通路，其中包括丝裂原活化蛋白激酶（MAPK）和磷脂酰肌醇3-激酶（PI3K）通路等。这些信号通路的激活进一步导致细胞核内基因表达的变化，从而调控了多个细胞功能，特别是细胞增殖。表皮生长因子受体（EGFR）突变在NSCLC中的发生率约为40%，EGFR过度表达与肿瘤细胞的转移、浸润、预后差相关。EGFR基因突变在女性、亚裔和不吸烟者（或轻度吸烟者）中更为常见。目前已在国内上市的靶向药有第一代的吉非替尼、厄洛替尼、埃克替尼，第二代的阿法替尼、达克替尼，以及第三代的奥希替尼（AZD9291）、阿美替尼。在临床用药方面，对于EGFR敏感位点突变患者，初始治疗优先选择第三代奥希替尼治疗。

二、ALK

ALK（间变性淋巴瘤激酶）是一种重要的受体酪氨酸激酶，属于广泛存在的酪氨酸激酶家族。这一家族的成员编码酪氨酸激酶RTK，负责在细胞内传递重要的信号，从而调控细胞的生长、分化和存活等关键生物学过程。当ALK基因发生致病性突变时，将引发一系列不正常的生物学效应。ALK基因突变在NSCLC中的发生率为3%～5%，肺癌中EML4和ALK这两种片段融合后，表达EML4-ALK融合蛋白，将异常激活下游调节细胞增殖，参与细胞存活的信号通路，导致肿瘤的发生。相应的靶向药有第一代的克唑替尼，第二代的塞瑞替尼、阿来替尼、恩沙替尼、布加替尼，以及第三代的洛拉替尼。此外，目前国外也有第四代ALK抑制剂瑞波替尼（TPX-0005）正在研发中。

三、ROS1

ROS1基因是在UR2鸟肉瘤病毒中发现的，属于酪氨酸激酶胰岛素受体基因，可以激活与细胞增殖分化相关的信号通路，造成细胞过度增殖，是非小细胞肺癌的驱动基因之一。ROS1融合突变在

NSCLC中的发生率仅为1% ~ 2%，多见于肺腺癌，相应的靶向药有第一代的克唑替尼，第二代的色瑞替尼、恩曲替尼，以及第三代的洛拉替尼。在临床用药方面，优先选择第一、第二代药物，耐药后可选择第三代药物。

四、KRAS/NRAS/BRAF

RAF基因失去正常的负反馈调控，导致细胞周期调控和凋亡途径紊乱，增加了癌症发生的风险。针对KRAS/NRAS/BRAF基因突变的癌症，研究者们正在开发靶向药物，以阻断异常的信号通路，抑制肿瘤的生长和扩散。

五、HER2

HER2（人表皮生长因子受体2）是一种关键的生长因子受体，其异常表达与肺癌的发生和发展相关。HER2过表达的肺癌患者可能对一些靶向HER2的治疗药物（如抗HER2抗体药物）具有良好的治疗反应。因此，对HER2在肺癌组织中的表达水平进行检测可以指导医生选择合适的靶向治疗药物。

第二节　靶向药物疗效预测及影响因素

一、基线特征

基线特征与酪氨酸激酶抑制剂（TKI）治疗的疗效有一定的关联。年龄、体力状况、转移部位、吸烟状况等均是TKI治疗的预测因子。例如，靶向治疗的疗效在基线脑转移患者与无脑转移患者相比要更差。荟萃分析发现，接受靶向治疗的吸烟患者比不吸烟患者的PFS和OS更短。当然，这些是回顾性分析的数据，仍缺乏前瞻性随机试验的验证。

二、EGFR血浆突变丰度

基因突变能影响NSCLC患者对EGFR-TKI的临床反应。先前的一项研究发现，血浆循环肿瘤DNA（ctDNA）是EGFR突变分析的一个很好的选择，在1162个匹配的组织/细胞学样本中，突变状态的一致率为89%。突变丰度的定义是突变等位基因频率与总等位基因频率之比。相对EGFR突变丰度可能预测TKI治疗的临床效果。Yan等的研究发现血浆EGFR突变丰度是靶向治疗的PFS的独立预后因素。与低丰度相比，高丰度的ORR、PFS更优。

三、PD-L1的表达

肿瘤中的程序性细胞死亡配体1（PD-L1）被确定为接受免疫检查点抑制剂（ICIs）治疗的晚期NSCLC患者的阳性预测生物标志物，但同时也是肺癌靶向治疗疗效的影响因素。PD-L1的表达可以通过EGFR-TKIs的3种经典耐药机制上调：T790M、c-MET扩增和肝细胞生长因子（HGF）。具有高PD-L1表达的EGFR突变患者，特别是在未经治疗的患者中，很可能存在EGFR-TKI耐药性突变，并最终导致疗效不令人满意。高PD-L1表达的患者表现出免疫抑制性肿瘤微环境（TME），其特征是较高的Treg水平和耗竭的CD8$^+$T细胞浸润。这种特征可能导致在ALK重排的NSCLC患者中，PD-L1高表达与不良预后之间存在关联。

四、肿瘤蛋白P53（TP53）

TP53突变几乎存在于所有类型的人类肿瘤中。当受到细胞应激因素，如缺氧、射线等刺激时，细胞中的P53蛋白迅速升高，通过调控细胞周期、调控转录、调控DNA复制与损伤修复、启动凋亡等方式维持基因组稳定。P53蛋白失活导致DNA突变累积，最终导致肿瘤的发生。在EGFR突变敏感的晚期NSCLC患者中，一项研究通过外周血二代测序发现,55%的患者存在EGFR基因以外的基因变异，其中TP53突变最为常见，高达41%。合并共存突变的患者，接受EGFR酪氨酸激酶抑制剂一线治疗后更早出现耐药，其客观有效率、无进展生存期和总生存期均显著低于TP53野生型的EGFR突变患者。

第三节 靶向治疗的临床应用

一、非小细胞肺癌的辅助治疗

对于ⅡA～ⅡB可手术的非小细胞肺癌，术后病理检测到EGFR突变，可选用奥希替尼或埃克替尼辅助治疗（Ⅰ级推荐）。此外对于ⅢA和ⅢB期（T3N2M0）的可手术非小细胞肺癌，术后辅助治疗可以选用奥希替尼或埃克替尼（Ⅰ级推荐）。根据艾琳娜（Alina）的研究结果，术后病理检测到ALK融合的患者，可选用阿来替尼辅助治疗（Ⅱ级推荐）。

不过来自日本的研究结果显示，EGFR突变阳性的患者术后接受吉非替尼与含铂双药化疗相比，无论DFS或OS均无明显统计学差异，这说明EGFR突变肺癌患者的术后辅助靶向治疗尚存在争议。

二、EGFR突变型晚期非小细胞肺癌

1. 一线治疗

一线治疗可选用针对EGFR突变的靶向药物，包括奥希替尼、阿美替尼、伏美替尼、阿法替尼、达可替尼、吉非替尼、厄洛替尼和埃克替尼（Ⅰ级推荐）。多项研究证实，二代和三代EGFR-TKI比一代的疗效更显著，但是不良反应增加。除了单药EGFR-TKI治疗外，还可以联合化疗和抗血管生成治疗（Ⅱ级推荐）。基于JMIT和NEJ009试验，EGFR-TKI可联合培美曲塞或者含铂双药化疗（Ⅱ级推荐）。基于NEJ026和CTONG1509研究，EGFR-TKI可联合贝伐珠单

抗治疗（Ⅱ级推荐）。对于拒绝靶向治疗的非鳞非小细胞肺癌患者，可选用含铂双药化疗联合或不联合贝伐珠单抗（Ⅱ级推荐）。对于EGFR20外显子插入突变患者的一线治疗参考无驱动基因突变的非小细胞肺癌的方案。

2. EGFR敏感突变的非小细胞肺癌耐药后的治疗

EGFR敏感突变的非小细胞肺癌耐药后的治疗需根据具体情况选择不同的治疗方案。

（1）寡进展或中枢进展 对于寡进展或中枢进展的患者，可继续原EGFR-TKI治疗，并在此基础上，加用局部治疗（Ⅰ级推荐）。由于三代EGFR-TKI对颅内转移病灶的有效率较高，因此，可再次取病理活检明确耐药机制（Ⅱ级推荐）。多项研究发现，对于缓慢进展的患者，可继续在原EGFR-TKI治疗的基础上，联用化疗或抗血管生成治疗。

（2）广泛进展 对于广泛进展的EGFR敏感突变的非小细胞肺癌患者，一代或二代EGFR-TKI一线治疗失败后，需再次取病理活检明确耐药机制。对于再次活检T790M阳性的患者，可选用三代EGFR-TKI治疗，包括奥希替尼、阿美替尼和伏美替尼（Ⅰ级推荐）。拒绝靶向治疗的患者，可选用含铂双药化疗联合或不联合贝伐珠单抗（Ⅱ级推荐）。

对于再次活检T790M阴性或三代EGFR-TKI治疗失败的非鳞癌患者，治疗上推荐选择含铂双药化疗联合或不联合贝伐珠单抗（Ⅰ级推荐）。

基于ORIENT-31研究，信迪利单抗+贝伐珠单抗+含铂双药化疗对比安慰剂加化疗有PFS的获益，因此，对于广泛进展的患者，也可选用信迪利单抗+贝伐珠单抗+含铂双药化疗（Ⅲ级推荐）。基于HARMONI-A研究结果，依沃西单抗联合化疗也可以作为选择。

3. EGFR敏感突变的非小细胞肺癌靶向及含铂双药化疗失败后

EGFR敏感突变的非小细胞肺癌靶向治疗及含铂双药化疗失败后，可以选用单药化疗（Ⅰ级推荐）。除了单药化疗，还可以加用抗血管生成的治疗。单药化疗联合贝伐珠单抗也被推荐用于三线治疗

（Ⅱ级推荐）。ALTER0303研究发现安罗替尼对比安慰剂可显著延长OS和PFS，因此安罗替尼被推荐给接受相应的标准靶向治疗后进展，且至少接受2种系统化疗后出现进展或复发的患者（Ⅱ级推荐）。

4. EGFR20外显子插入突变的非小细胞肺癌的后线治疗

EGFR20外显子插入突变的非小细胞肺癌在含铂化疗进展后可以选用莫博赛替尼（Ⅰ级推荐），也可以参考无驱动基因突变非小细胞肺癌的后线治疗（Ⅱ级推荐）。基于CHRYSALIS研究，埃万妥单抗也被批准用于EGFR20外显子插入突变的非小细胞肺癌的后线治疗（Ⅲ级推荐）。此外，在WU-KONG6研究中，舒沃替尼治疗EGFR20外显子插入突变的ORR在总体人群中达59.8%。目前，该药物已获得国家药品监督管理局药品评审中心突破性治疗药物认定。

三、间变性淋巴瘤激酶（ALK）融合阳性的晚期非小细胞肺癌

1. 一线治疗

一线治疗可选用针对ALK融合阳性的靶向药物，包括阿来替尼、布格替尼、洛拉替尼、恩沙替尼、塞瑞替尼和克唑替尼。多项研究证实，二代和三代ALK-TKI的疗效比一代更显著。基于HANSHIN Oncology Group 0109研究，对于拒绝靶向治疗的非鳞非小细胞肺癌患者，可选用含铂双药化疗联合或不联合贝伐珠单抗的方案（Ⅱ级推荐）。

2. ALK融合阳性非小细胞肺癌耐药后的治疗

（1）寡进展或中枢进展　对于寡进展或中枢进展，可继续原ALK-TKI治疗，并在此基础上，加用局部治疗（Ⅰ级推荐）。对于一线使用克唑替尼后进展的患者，可以使用二代或三代ALK-TKI（Ⅰ级推荐），包括阿来替尼（NP28673和ALUR研究）、塞瑞替尼（ASCEND-1和ASCEND-2研究）、恩沙替尼、布格替尼（NCT0209573）、洛拉替尼（NCT01970865）。多项研究发现，对于缓慢进展的患者，可继续在原EGFR-TKI治疗的基础上，联用化疗或抗血管生成治疗。因此，对于缓慢进展的患者，在原ALK-TKI治疗的基础上，也可联用化疗或抗血管生成治疗（指南无推荐）。

（2）广泛进展　对于广泛进展的ALK融合突变的非小细胞肺癌患者，对于一线使用克唑替尼后进展的患者，可以使用二代或三代ALK-TKI（Ⅰ级推荐），包括阿来替尼（NP28673和ALUR研究）、塞瑞替尼（ASCEND-1和ASCEND-2研究）、恩沙替尼、布格替尼（NCT0209573）、洛拉替尼（NCT01970865），也可以直接使用含铂双药联合或不联合贝伐珠单抗（Ⅱ级推荐）。对于二代TKI一线治疗失败或者一代/二代TKI治疗均失败的患者，可使用洛拉替尼（NCT01970865）（Ⅰ级推荐），也可以直接使用含铂双药联合或不联合贝伐珠单抗（Ⅱ级推荐）。对TKI治疗均失败的非鳞癌患者，推荐使用含铂双药化疗联合或不联合贝伐珠单抗（Ⅰ级推荐）。

此外，ALK抑制剂耐药后，可根据患者有无症状、转移部位及数目来综合选择后续的治疗方案。研究发现，克唑替尼耐药后，30%～45%的耐药机制依赖ALK通路，包括ALK激酶域二次突变（如C1156Y、L1196M等）和ALK拷贝数增加。而二代TKI（阿来替尼和塞瑞替尼）更容易发生溶剂前沿（solvent-front）区域突变（50%～70%），针对不同的ALK耐药突变，治疗策略不同。例如，洛拉替尼可以克服G1202R耐药，塞瑞替尼、布格替尼、洛拉替尼均对V1180L和L1196M突变有效。但涉及这方面的研究仍不成熟。

3. ALK融合阳性的非小细胞肺癌靶向及含铂双药化疗失败后

ALK融合阳性的非小细胞肺癌靶向及含铂双药化疗失败后，可以选用单药化疗（Ⅰ级推荐）。除了单药化疗，还可以加用抗血管生成治疗。单药化疗联合贝伐珠单抗也被推荐用于后线治疗（Ⅱ级推荐）。ALTER0303研究纳入7例ALK融合阳性的患者，发现安罗替尼有一定的获益，因此安罗替尼被推荐给接受相应标准靶向治疗后进展，且至少接受2种系统化疗后出现进展或复发的患者（Ⅲ级推荐）。

四、ROS1融合阳性的晚期非小细胞肺癌

1. 一线治疗

一线治疗可选用针对ROS1融合阳性的靶向药物，包括恩曲替

尼（STARTRK-2、STARTRK-1和ALKA-372001研究）和克唑替尼（OO1201研究）（Ⅰ级推荐）。基于Ⅱ期临床研究的结果，ROS1融合阳性的患者一线还可选用含铂双药化疗联合或不联合贝伐珠单抗（Ⅱ级推荐）。

2. ROS1融合阳性的非小细胞肺癌TKI耐药后的治疗

（1）寡进展或中枢进展　对于寡进展或中枢进展的患者，可继续原ALK-TKI治疗，并在此基础上加用局部治疗（Ⅰ级推荐）。多项研究发现，对于缓慢进展的患者，可继续在原EGFR-TKI治疗的基础上联用化疗或抗血管生成治疗。因此，对于缓慢进展的患者，在原ALK-TKI治疗的基础上，也可联用化疗或抗血管生成治疗（指南无推荐）。

（2）广泛进展　对于广泛进展的ALK融合突变的非小细胞肺癌患者，推荐使用含铂双药联合或不联合贝伐珠单抗（Ⅰ级推荐）。此外，针对ROS1阳性肺癌的靶向药还有塞瑞替尼、他雷替尼、洛拉替尼、Repotrectinib、TQ-B3101等，这些靶向药物均在Ⅰ期和Ⅱ期临床试验阶段中显示出令人鼓舞的疗效。由于数据不成熟，其仍未被指南推荐。

3. ROS1融合阳性的非小细胞肺癌靶向及含铂双药化疗失败后

ROS1融合阳性的非小细胞肺癌在靶向及含铂双药化疗失败后，可以选用单药化疗（Ⅰ级推荐）或单药化疗联合贝伐珠单抗（Ⅱ级推荐）的治疗方案。

五、其他基因突变的晚期非小细胞肺癌

1. 一线治疗

（1）BRAF V600E突变　对于BRAF V600E突变晚期非小细胞肺癌患者，可选用达拉非尼联合曲美替尼（NCT01336634）（Ⅰ级推荐），也可以参考Ⅳ期无驱动基因突变的非小细胞肺癌一线治疗的Ⅱ/Ⅲ级推荐部分（Ⅱ级推荐）。

（2）NTRK融合　对于NTRK融合的非小细胞肺癌，可选用恩曲

替尼（STARTRK-1、STARTRK-2和ALKA-372-001研究）或拉罗替尼（Ⅰ级推荐），也可以参考Ⅳ期无驱动基因突变的非小细胞肺癌一线治疗的Ⅱ/Ⅲ级推荐部分（Ⅱ级推荐）。

（3）MET14外显子跳跃突变　对于MET14外显子跳跃突变的非小细胞肺癌，可选用卡马替尼或特泊替尼（Ⅲ级推荐），也可以参考Ⅳ期无驱动基因突变的非小细胞肺癌一线治疗的Ⅰ/Ⅱ级推荐部分（Ⅰ级推荐）。

（4）RET融合　对于RET融合的非小细胞肺癌，可选用塞普替尼（Ⅰ级推荐）或普拉替尼（Ⅱ级推荐），也可以参考Ⅳ期无驱动基因突变的非小细胞肺癌一线治疗的Ⅲ级推荐部分（Ⅲ级推荐）。

2. 二线治疗

（1）BRAF V600E突变/NTRK融合　对于一线未使用靶向药物的患者，推荐参考Ⅳ期无驱动基因突变的非小细胞肺癌二线治疗策略。对于一线使用靶向药物的患者，推荐参考Ⅳ期驱动基因突变的非小细胞肺癌二线治疗策略。

（2）MET14外显子跳跃突变　一线未使用靶向治疗的患者，可选用赛沃替尼（Ⅰ级推荐）、卡马替尼（Ⅲ级推荐）或特泊替尼（Ⅲ级推荐）进行治疗。对于MET14外显子跳跃突变的非小细胞肺癌的后线治疗还可参考Ⅳ期驱动基因阳性/阴性的非小细胞肺癌二线治疗策略（Ⅱ级推荐）。

（3）RET融合　对于RET融合突变的非小细胞肺癌，推荐使用普拉替尼或塞普替尼（Ⅰ级推荐）。对于一线未使用靶向药物的患者，推荐参考Ⅳ期无驱动基因突变的非小细胞肺癌二线治疗策略（Ⅱ级推荐）。对于一线使用靶向药物的患者，推荐参考Ⅳ期驱动基因突变的非小细胞肺癌二线治疗策略（Ⅱ级推荐）。

（4）KRAS G12C突变　对于KRAS G12C突变的非小细胞肺癌的后线治疗，可选用索托拉西布或阿达格拉西布，也可以参考Ⅳ期无驱动基因突变的非小细胞肺癌后线治疗的Ⅰ/Ⅱ级推荐部分。

（5）HER-2突变　对于HER-2突变的非小细胞肺癌的后线治疗，可选用吡咯替尼（Ⅲ级推荐）或德曲妥珠单抗（Ⅲ级推荐），也可以参考Ⅳ期无驱动基因突变的非小细胞肺癌后线治疗的Ⅰ/Ⅱ级推荐部分（Ⅰ级推荐）。

第四节 靶向药物的不良反应

一、皮肤毒性

肺癌靶向治疗引起的皮肤毒性包括对皮肤、口腔黏膜、毛发和指甲的损伤。这些皮肤毒性极大地降低了患者的生存质量，影响了患者对治疗的依从性。

1. 痤疮样皮疹

痤疮样皮疹是最常见的皮肤毒性反应，主要表现为丘疹和脓疱，伴有瘙痒和疼痛。临床上，为了避免痤疮样皮疹的发生，可在进行EGFR抑制剂治疗时口服抗生素和（或）类固醇皮质激素，并使用不含酒精的润肤乳或保湿剂。至于痤疮样皮疹的治疗则要根据皮疹分度来进行，轻、中度的皮疹可局部使用红霉素软膏或地塞米松软膏，对于重度皮疹的患者，若对症治疗后仍无好转则应考虑减少靶向药的剂量或停药。

2. 手足综合征

手足综合征主要表现为双侧手掌和足底呈现的红斑，可伴发感觉异常或与感觉异常同时出现的红斑部位皮肤剥脱和疼痛，导致正常活动和行走障碍，若持续加重甚至出现溃烂、渗出等症状。出现手足综合征的患者可涂擦凡士林软膏、尿素霜、维生素E霜、5%水杨酸制剂，保持皮损部位湿润，防止皲裂，症状加重时可口服塞来昔布（环氧化酶2抑制剂）以缓解症状。

3. 口腔黏膜炎

口腔黏膜炎主要表现为口干、口腔溃疡，多出现在治疗后8周内，为自限性疾病。口腔黏膜炎临床治疗较简单，在靶向药物治疗早期嘱患者饭后及时用生理盐水漱口，减少食物残留，保持口腔湿润；若出现疼痛，可局部使用类固醇皮质喷雾治疗，如地塞米松喷雾。

4. 口腔黏膜苔藓样反应

靶向药引起的口腔黏膜苔藓样反应主要表现为口腔黏膜上出现白色树枝状条纹或白色斑块，伴或不伴有皮损。口腔黏膜苔藓样反应一般症状比较轻，仅有少部分患者会有口腔烧灼感，伴有糜烂，应用短疗程、小剂量的类固醇激素局部治疗，可以缓解症状，但白纹皮损一般不能完全消退。口腔黏膜苔藓样反应一般不需要减少靶向药物的剂量。

5. 指甲毒性

靶向治疗可导致甲沟炎及甲周化脓性肉芽肿。指甲毒性初期通常表现为甲沟炎，随着治疗时间的延长，指甲损伤可发展为甲周的肉芽组织过度生长的状况。对于出现甲沟炎的患者，使用拉伸胶带贴紧受影响区域，并涂抹润肤剂，可适当选用莫匹罗星软膏、盐酸环丙沙星软膏等局部外用抗生素治疗。严重甲沟炎和甲周化脓性肉芽肿的患者需采用外科拔甲治疗。为预防靶向药导致的指甲毒性，医护人员应嘱患者在治疗期间尽量穿舒适宽松的手套、袜子、鞋子等，定期修剪指（趾）甲。

6. 毛发毒性

靶向治疗的毛发毒性主要表现为脱发、面部多毛和睫毛粗长。目前，对于靶向药所致的脱发，临床上尚无特效疗法，可酌情选用米诺地尔。

二、胃肠道毒性

靶向药物的胃肠道毒性临床主要表现为恶心、呕吐、腹泻、食欲不振等，严重的胃肠道毒性还可导致胃肠道穿孔等并发症。其中，腹泻是最常见的症状。对于靶向药物导致的胃肠道毒性，西医尚无有效的预防手段。至于胃肠道毒性的治疗，可在患者出现腹泻时予蒙脱石散，腹泻严重可加洛哌丁胺，加强对肠黏膜的保护，同时及时补液以纠正由腹泻引起的水、电解质与酸碱平衡紊乱，若对症处理后腹泻仍不能缓解，应考虑减少靶向药的剂量或停服靶向药。食欲不振的患者可服用微生态制剂双歧杆菌三联活菌胶囊，以减轻靶向药对胃肠道的损伤。若发生恶心呕吐，嘱患者在进食后服用靶向药以减轻胃肠道反应。胃肠道穿孔发生率虽低，但是一旦发生，应永久停药。

三、心血管毒性

肺癌靶向治疗相关的心血管毒性包括心功能不全/心力衰竭、心肌病、心包疾病、急性冠脉综合征、心律失常、左室射血分数下降、QT间期延长、高血压、出血、血栓栓塞等。其中，最常见的心血管毒性为出血、血栓栓塞、高血压和心功能不全/心力衰竭。若患者在治疗过程中出现心功能不全，则需要在整个治疗过程中严密监测患者生命体征，若出现严重心功能不全则要立即停用靶向药，并采取针对性急救措施。

四、肝脏毒性

靶向药物大多经过肝肾代谢，故肝毒性也是靶向药物常见的不良反应之一。肝脏毒性的主要表现为谷草转氨酶（glutamic oxaloacetic transaminase，GOT）和谷丙转氨酶（glutamic-pyruvic transaminase，GPT）的升高。肺癌靶向治疗相关的肝脏毒性范围从轻度转氨酶升高到暴发性急性肝功能衰竭，因此在肺癌靶向治疗期间，应密切监测患者的肝功能。一旦发生肝脏毒性，应考虑减少靶向药剂量，再予一些护肝药改善肝功能，如多烯磷脂酰胆碱胶囊、异甘草酸镁注射液等。若治疗期间血清转氨酶升高至正常值的5倍以上，应及时停用靶向药物。

五、肾脏毒性

肾脏毒性主要表现为蛋白尿、肾功能损伤、电解质紊乱及血栓性微血管病（thrombotic microan-giopathy，TMA），其严重程度与靶向药剂量相关。其中，TMA 是最严重的肾脏毒性。出现肾毒性的情况下，需减量或停用靶向药物。视毒性等级接受血浆置换、类固醇激素、透析及免疫抑制剂等治疗。

六、肺脏毒性

肺癌靶向治疗的肺脏毒性主要是由肺组织摄取药物或药物的代谢产物所致。肺脏毒性临床症候群包括间质性肺病（interstitial lung disease，ILD）、非心源性肺水肿、支气管痉挛、急性肺损伤等。肺癌靶向治疗中最常见的肺毒性为间质性肺炎，少数患者在服用吉非替尼、厄洛替尼后出现间质性肺炎，主要的临床表现为干咳、呼吸困难，伴或不伴发热。由于靶向治疗引起的肺脏毒性的临床表现及影像学检查无明显特异性，临床上与患者原有的肺部基础疾病、急性心源性肺水肿、特发性肺间质纤维化等难以鉴别，因此靶向药所致的间质性肺炎的治疗常采用经验治疗，当疑似诊断时，应停用靶向药，予吸氧、类固醇激素冲击治疗，可有效预防炎症的进展和肺纤维化的发生。

七、眼毒性

EGFR 抑制剂最常见的眼毒性是干眼症。此外，由于靶向药物"面部多毛及睫毛粗长"的毛发毒性，在某些情况下还可能导致睫毛倒睫而引起角膜溃疡。轻度的干眼症可以局部热敷，并选用润滑剂滴眼液治疗；中度的干眼症可以加用局部抗炎药（环孢霉素滴眼液）治疗，并嘱患者保持眼睑清洁。如厄洛替尼导致的倒睫可通过睫毛修剪进行治疗，但由于睫毛再生长，倒睫复发频繁，可考虑激光消融、射频消融及外科手术等治疗。

八、其他不良反应

1. 口干

口干主要临床表现为口腔干燥，但唾液腺功能正常。口干一般不需要调整靶向药物的剂量。目前针对口干尚无有效的治疗手段，若口腔干燥严重，可适当给予刺激唾液腺分泌的药物。

2. 眩晕

服用靶向药物后，部分患者会有轻微眩晕感，久坐或平躺后起身活动时加重，但持续时间短，可能与靶向药物影响血管因子分泌有关，也可能与高血压相关。出现眩晕时可选用倍他司汀缓解症状。

第七章 放射治疗

对于肺癌患者，放射治疗能起到良好的局部治疗效果。近年来，随着放疗技术的发展，外射束治疗（external beam radiation therapy，EBRT）、立体定向放射治疗（stereotactic ablative body radiation therapy，SABR，or stereotactic body radiation therapy，SBRT）、调强放射治疗（intensity-modulated radiation therapy，IMRT）、三维适形放疗（three-dimensional conformal radiation therapy，3DCRT）、胸部放疗（thoracic radiation therapy，TRT）、预防性颅脑照射（prophylactic cranial irradiation，PCI）、全脑放疗（whole brain radiation therapy，WBRT）等已成为肺癌患者常用的放射治疗模式。

第一节 治疗原则

一、Ⅰ期、Ⅱ期NSCLC

解剖性肺切除术和纵隔淋巴结清扫是首选治疗方式（Ⅰ类推荐证据）。Ⅰ期NSCLC亦可选择电视辅助胸腔镜手术（video-assisted thoracic surgery，VATS）。部分中央型肺癌患者推荐行支气管和（或）肺动脉袖式肺叶切除术。ⅠA（T1a/b/Cn0）、ⅠB（T2aN0）/ⅡA（T2bN0）期患者术中发现为R1或R2切除，均应再次手术，放疗亦可选择。长期随访证明不适合手术治疗或拒绝手术治疗的Ⅰ期、Ⅱ期NSCLC患者推荐使用放射治疗，首选SBRT（Ⅰ类推荐证据）。

二、Ⅲ期NSCLC

1. 可切除类（T3N1、T4N0-1、部分T1-2N2、少部分T3N2）

患者根据肿瘤浸润范围行肺叶、复合肺叶或全肺切除，推荐行彻底的纵隔淋巴结清扫或整块淋巴结切除。

2. 不可切除类［Ⅲ A（T1-3N2）/Ⅲ B（T3-4N2）、ⅢB、ⅢC（T1-4N3）、Ⅲ A（T3N1、T4N0-1）］

可选择根治性同步放化疗（I类推荐）、序贯放化疗、诱导和巩固治疗。

三、Ⅳ期NSCLC

需根据病理类型（鳞癌或非鳞癌）和驱动基因（EGFR敏感基因、ALK融合基因、ROS1融合基因、MET14外显子跳跃、BRAF V600、RET融合基因、PD-L1）突变状态选择合适的全身治疗方案。

对于寡转移的Ⅳ期NSCLC，在规范的全身治疗和多学科综合治疗协作组（MDT）讨论的基础上，采取积极的局部治疗。

LS-SCLC患者，经分期检查提示分期为T1-2N0M0（I-Ⅱ A期）且无淋巴结转移，推荐行肺癌根治术（2A类推荐），然后根据术后病理推荐下一步处理：术后病理提示N0患者行辅助化疗，术后病理提示N1、N2行辅助化疗联合胸部放疗。不能手术或超T1-2N0的患者需进行美国东部肿瘤协作组（ECOG）功能状态（performance status，PS）评分，根据PS评分选择治疗方案。

ES-SCLC患者，若无局部症状且无脑转移则行系统性全身治疗；有局部症状但无脑转移者行系统性全身治疗加有症状部位放疗；无症状脑转移者行全身化疗后全脑放疗；有症状脑转移者进行全脑放疗与化疗序贯治疗。

第二节 放疗的临床应用

一、放疗的适应证

肺癌放疗的主要模式有新辅助放疗、辅助放疗、根治性放疗、姑息性放疗。

新辅助放疗主要针对ⅢA-N2期NSCLC患者。新辅助放疗多与新辅助化疗联合，但放疗会导致肺纤维化，从而增加手术难度，因此目前对于术前是否使用新辅助放疗仍有争议。部分研究证实，ⅢA-N2期NSCLC患者在术前放化疗后具有生存优势，术前放化疗提高了手术切除率、病理缓解率和纵隔淋巴结清除率。然而，一项荟萃分析结果显示，ⅢA-N2期NSCLC患者在给予术前放化疗后行手术切除，虽然术前放化疗提高了病理缓解率和淋巴结降期率，但并未显著改善患者的OS。

术后辅助放疗主要推荐用于局部晚期NSCLC手术切除后切缘阳性的患者；术后切缘为阴性，无须术后辅助放疗，Ⅰ~Ⅱ期（PN0-1）NSCLC完全切除术后患者不推荐术后辅助放疗。对于肿瘤切除术后ⅢA-N2的NSCLC患者，亦不推荐使用术后辅助放疗，因辅助放疗不能显著提高患者生存率，还会增加心脏毒性。NCCN非小细胞肺癌临床实践指南（2023V1、V2版）提示术后辅助放疗可考虑用于经筛选的高危N2疾病患者，例如淋巴结清扫不充分、多站受累的患者，亦可用于不耐受全身治疗的患者。

不可行手术切除的ⅡB期、Ⅲ期NSCLC患者，建议行根治性同步放化疗，同步化疗方案推荐EP方案或TC方案；LS-SCLC亦可采用根治性放疗来延长患者生存期。姑息性放疗的适应证为晚期肺癌肿瘤局部区域复发伴或不伴有远处转移，无法通过综合治疗达到治愈的患者。寡转移NSCLC患者可考虑SBRT，ES-SCLC患者可行TRT。

二、肺癌术前放疗的应用

一般来说，肺癌术前放疗很少单用，常与术前化疗联合使用，放疗可控制肿瘤局部进展，化疗可防止肿瘤远处转移，两者相辅相成。但放疗术前应用常使肿瘤与周围血管和脏器的癌性粘连转变为纤维性粘连，导致肺部纤维化，从而增加手术难度。但以下情况可以酌情考虑使用术前放疗。

1.上沟可切除肿瘤（T3N0-1）伴或不伴肺尖肿瘤（pancoast）综合征的NSCLC患者，建议术前进行同步放化疗。

2.ⅢA-N2期NSCLC患者，尤其是T3期及高分化肿瘤的患者，建议行术前放疗。

3.对于选择电视辅助胸腔镜手术行肺叶切除术的局部晚期NSCLC患者，建议行术前化疗。

三、肺癌术后放疗推荐

1.ⅠA（T1a/b/Cn0）、ⅠB（T2An0）/ⅡA（T2bN0）期的NSCLC术中发现为R1或R2切除者。

2.ⅠB期NSCLC切除术后，伴高危险因素（低分化肿瘤、脉管侵犯、胸膜侵犯、非完整切除切缘阳性等）的患者或以实体型或微乳头为主型的ⅠB期NSCLC患者。

3.术后寡转移的晚期NSCLC患者，包括脑转移、骨转移等患者。

4.LS-SCLC（T1-2N0）根治性术后，术后病理示N1、N2的患者。

第三节　放疗的规范

一、放疗技术的选择

1.根据医院具有的放疗设备选择合适的放疗技术，目前比较常用的肺癌放射治疗模式有常规分割外照射放疗、立体定向放射治疗、调强放射治疗、三维适形放疗、预防性颅脑照射、全脑放疗等。

2.推荐NSCLC患者采用SBRT或IMRT技术，在达到肿瘤精确治疗的同时还可减少对正常肺组织的损伤。推荐SCLC患者采用超分割（2次/天）TRT、PCI或WBRT技术。

3.应用IMRT、3DCRT等先进的放疗技术时，推荐在具有良好放射物理技术的条件下进行SBRT。

4.采用图像引导放疗，每天治疗时采集有关的影像学信息，确定治疗靶区，减少摆位误差。

二、定位技术规范

包括3DCRT、SBRT、IMRT定位。

1.定位时患者采取仰卧位，双手交叉上举，充分暴露胸部，这种摆位有利于更好地覆盖靶区。

2.定位和放疗过程中采用热塑膜固定，建议采用颈胸膜固定技术。若肿瘤位于肺下叶，运动度比较大，可联合腹压板加压技术或真空垫固定技术，限制由于呼吸造成的肿瘤运动，必要时可采用呼吸门控技术。

3.螺旋CT扫描的位置基本上是全肺，一般为第四颈椎至第二腰椎，层厚≤5mm逐层扫描。建议患者在不过敏的前提下注射造影剂增强扫描，使肿瘤组织与血管清楚显影。

4.目前临床上常用CT定位，但CT在靶区精准勾画和预测放疗疗效这两个方面的作用有限。因此，可以考虑在临床上应用PET/CT定位，相比于CT定位，PET/CT具有以下优势：能更准确地定位靶区范围、能更有效地分析肿瘤内部的代谢情况与氧合差异、能避免放疗医师之间靶区勾画的差异。

三、照射方位及靶区定义

1. 术前放疗靶区定义

术前放疗的目的是通过降低局部肿瘤复发的概率，延长患者的总生存期。

肿瘤靶区（gross tumor volume，GTV）：包括原发灶（GTV-T）和影像学显示的阳性淋巴结（GTV-N）。

临床靶区（clinical target volume，CTV）：推荐已知的肿瘤体积和阳性淋巴结站，通常为GTV均匀外扩5mm，并包括高危淋巴结引流区及高危复发区。对于组织类型为鳞癌的患者，CTV为GTV外扩5mm；腺癌的患者外扩7mm。

2. NSCLC完全切除（R0切除）术后放疗靶区

CTV推荐切除纵隔淋巴结解剖区、支气管残端、同侧肺门淋巴结和隆突下淋巴结、同侧下气管旁淋巴结，对于左肺肿瘤患者来说，CTV应包含主肺动脉窗区淋巴结。目前，LNS 2R、LNS 3A、LNS 6具有较高的复发率，但这些区域是否纳入CTV勾画仍存在争议。总之，对于局部晚期NSCLC患者术后放疗的CTV勾画，受侵淋巴结和高危的未受侵淋巴结均应包括在内。

推荐CTV外扩0.5 ~ 1cm以尽可能减少由于肿瘤和危及器官（organ at risk，OAR）运动及摆位误差所造成的放疗不确定性。

特殊情况：不完全切除术后镜下癌残留（R1切除）/不完全切除术后肉眼可见癌残留病灶（R2切除）的患者，术后放疗靶区设计目前暂无规定，临床上应结合手术记录和影像学，对残存病灶、淋巴结包膜外受侵区域、高危区域进行加量照射。

四、放疗剂量及分割模式

1. NSCLC完全切除术后放疗 / 术后放化疗

完全性切除（R0切除）术后放疗时，放射治疗总剂量为50 ~ 54Gy，每次1.8 ~ 2.0Gy，靶区剂量通常不能＞54Gy，心脏V40（接受照射剂量大于40Gy的心脏体积）应＜50%，肺V20（接受照射剂量大于20Gy的肺脏体积）应＜25%。

2. NSCLC不完全切除（R1/R2）术后放疗

R1切除术后淋巴结包膜外侵犯处或有镜下癌残留的NSCLC患者，放射治疗总剂量为54～60Gy，每次1.8～2.0Gy，治疗时间为5～6周。R2切除术后肉眼可见癌残留的NSCLC患者，放射治疗总剂量为60～70Gy，每次2.0Gy，治疗时间为6～7周。

3. 术前放疗

术前放疗常用剂量分割模式为45Gy，治疗时间为5周或生物等效剂量。小系列研究显示术前放疗使用较高的放射治疗剂量（＞60Gy）后依然能保证手术的可行性和安全性。然而另一项小系列研究表明，术前放疗放射治疗剂量采用60Gy甚至更高剂量，虽然病理完全缓解率有所提高，但这是以非癌症死亡率增加为代价的。

4. 术前放化疗

术前放化疗是肺上沟瘤患者常用的策略，常使用45Gy放射治疗总剂量联合顺铂/依托泊苷并行方案或45Gy放疗总剂量联合顺铂/长春地辛/丝裂霉素并行方案。另一种可行的术前放化疗方法是患者每日接受顺铂化疗的同时接受术前放疗（放疗总剂量66Gy，分割剂量2.75Gy）。

5. 根治性放化疗

不可手术切除的局部晚期NSCLC或LS-SCLC均可采用根治性放化疗，推荐在化疗第1～2个周期尽早介入放疗，早期放疗可提高局部控制率，延长患者的生存期，同步放化疗推荐采用EP/EC/TC方案。放射治疗靶区包括原发病灶及转移淋巴结累及野，放射治疗总剂量推荐为60～70Gy，分割剂量为2Gy。

6. 姑息治疗

晚期NSCLC主要采用姑息放疗控制局部症状，以缓解脑转移、骨转移或其他转移灶的症状。

若患者出现肿瘤相关症状（如咯血、咳嗽、呼吸短促和胸痛），可行外射束治疗（EBRT）或支气管内近距离放射治疗（endobronchial brachytherapy，EBB）。EBRT与EBB可缓解不适合根治性治疗的局部晚期或转移性NSCLC患者的胸部症状。高剂量放疗分割方案多用于体能状态良好的患者，推荐30Gy/10F，但高剂量会增加放射性食管炎的发生率，低剂量放疗分割方案多用于体能状态差的患者，推荐20Gy/5F或10Gy/1F，可使症状得到较好的缓解。

肺癌寡转移多使用SBRT或WBRT行放射治疗，脑转移的WBRT常用剂量分割模式为30Gy/10F和40Gy/20F；骨转移的常用SBRT剂量分割模式为30Gy/10F和20Gy/5F。

晚期NSCLC患者，可通过MDT模式制订合理的、个体化的治疗方案。

7. SCLC预防性照射

SCLC患者脑转移发生率较高，由于血脑屏障，化疗药以足量浓度入脑存在困难。目前，放化疗后得到较好缓解的LS-SCLC患者和对全身治疗有效的ES-SCLC患者均推荐采用PCI或WBRT来降低颅内转移的风险。对于完全切除的LS-SCLC患者，需要根据实际情况决定是否进行PCI。全脑PCI推荐剂量为25Gy/10F，每次分割剂量为2.5Gy，每日1次。PCI的放疗总剂量应＜30Gy，否则会增加神经毒性的发生率。WBRT推荐剂量为30Gy/10F及40Gy/20F，每日1次，剂量不宜过高，否则会造成患者认知功能下降。

五、危及器官的剂量限制

危及器官（ORA）是位于靶区附近的解剖结构，在放疗治疗计划中必须考虑ORA，因为辐射引起的正常组织的病理变化是不可逆的。肺癌放疗危及器官主要包括肺、食管、心脏、臂丛神经、脊髓等。考虑到临床实践中可能遇到的问题，将危及器官限量区分为推荐限制剂量及最大允许限量两类。

1. 肺

定义为双肺容量去PTV部分的体积。推荐限制剂量为两肺V20（接受照射剂量大于20Gy的肺脏体积）＜20%、双肺V5＜60%、V20＜25%，肺叶切除术后放疗V20＜20%，全肺切除术后放疗V20＜10%。

2. 心脏

推荐限制剂量为心脏V40（接受照射剂量大于40Gy的心脏体积）应＜50%。

3. 食管

若患者仅接受放射治疗，推荐限制剂量为 D_{max} < 69Gy，食管 V35（接受照射剂量大于35Gy的食管体积）< 50%；若患者接受放化疗，则推荐限制剂量为 D_{max} < 69Gy，食管 V60 ≤ 30%。

4. 气管

推荐限制剂量 V50 为 50% ~ 60% 或更小。

5. 臂丛神经

D_{max} < 54Gy，必要时 D_{max} 为 60 ~ 66Gy 或更小。

6. 脊髓

推荐限制剂量为 D_{max} 为 45 ~ 50Gy 或更小。

7. 胸壁

$30cm^3$ 受照射剂量 < 30Gy。

第四节　放疗计划设计

一、计划前的准备

1.计划前的检查，检查计划图像和参考标记点。

2.添加治疗床结构，减少可能导致剂量偏差的因素。

3.等中心点的确定，添加射野生成靶区的几何中心点，适当调整几何中心点与参考标记点的相对位置形成射野等中心点。

4.布野：根据医生所给条件设置照射野，并尽量选择使用共面野。

二、计划设计

1. 计划优化

为增加靶区的适形度并避免在PTV附近形成热点，需围绕PTV建立辅助区域。

2. 固定野静态调强技术（step and shoot intensity modulated radiation therapy，ssIMRT）

根据靶区大小及复杂程度一般设置5个或7个共面射野，均匀或非均匀角度，根据肿瘤形状和肿瘤位置调整射野角度，调强方式为直接机器参数优化。5个共面射野不超过60个子野，7个共面射野不超过84个子野。观察剂量体积直方图（dose-volume histogram，DVH）与CT各层的剂量分布，评估靶区及危及器官的受照剂量。

3. 容积旋转调强放射治疗（volumetric modulated arc therapy，VMAT）

肺癌VMAT计划射野数量一般按照不同靶区位置与形状设置1～2个弧，最小子野宽度设置为1cm。单弧可设置358° 单弧旋转，从179° 开始，逆时针旋转至181° 机架角度停止；双弧机架旋转角度顺时针和逆时针角度分别为181°～179° 、179°～181° 。计划优化完成后，通过剂量体积直方图（dose-volume histogram，DVH）及逐层观察剂量分布来优化设计方案。与IMRT相比，VMAT在靶区覆盖、OAR保护和计划传输这三个方面更具优势。

第五节　转移灶的局部治疗

寡转移的定义为基于全面成像（包括PET扫描和脑MRI），发现转移的器官数目＜3个，转移的肿瘤病灶数目＜5个。

一、脑转移

脑转移的局部治疗手段包括手术和放疗。肺癌脑转移的患者推荐先进行分级预后评估（graded prognostic assessment，GPA）评分判断预后，再根据患者的一般情况、症状、脑转移灶的数量等方面，针对脑转移问题进行MDT讨论，为患者制订合理的综合治疗方案。

肺癌脑转移手术治疗的适应证是肿瘤占位效应中有脑疝风险

的患者。而位于脑深部或脑功能区的脑转移瘤不宜进行手术，首选放射治疗。脑转移灶≤4个的患者可选择大分割立体定向放疗（hypofractionated stereotactic radiotherapy，HSRT）或立体定向放疗（fractionated stereotactic radiotherapy，FSRT）。SCLC患者易出现多发性脑转移，应积极行WBRT，海马区剂量限值为9～16Gy。有技术条件的医疗机构可考虑使用保护海马的WBRT技术（HA-WBRT）。

二、骨转移

肺癌骨转移的患者以全身治疗为主，再根据患者的一般情况、症状和预后等一系列因素，采用MDT模式制订合理的综合治疗方案。综合治疗方案包括肺癌的系统治疗和双膦酸盐（bisphosphonates，BPs），同时还可给予止痛药物和局部姑息外照射放疗（2A类推荐）。肺癌骨转移患者行姑息性放疗，推荐使用SBRT技术。骨折高危患者可采取骨科固定。

三、肝转移

肺癌肝转移患者的局部治疗手段包括肝切除术、肝动脉插管化疗栓塞术（transcatheter arterial chemoembolization，TACE）、经皮穿刺微波消融（percutaneous microwave coagulation therapy，PMCT）、SBRT。

目前对于肺癌肝转移行肝切除术的治疗方案仍有争议，需要进行MDT讨论，慎重地选择出可从肝切除术中受益的肺癌患者。

临床上多采用TACE治疗肝转移灶，可使患者症状得到明显缓解，但TACE会影响后续化疗效果，且多次行TACE会加速肝功能损伤。近年来，PMCT迅速发展，其原理是利用热效应杀灭肿瘤细胞从而缩小肿瘤体积，PMCT与TACE联合应用治疗肝转移灶，两者取长补短，提高了肺癌肝转移患者的治愈率。最大直径＜3cm的肝转移病灶可行PMCT，直径＞3cm的肝转移灶行PMCT效果较差，因为微波从中心温度由内向外衰减，＞3cm的病灶微波无法覆盖所有肿瘤细胞。

肝转移灶接受SBRT的指征：肝转移病灶数目≤5个，且肿瘤直径＜6cm。

四、肾上腺转移

肾上腺转移的肺癌患者应积极行局部治疗，包括肾上腺切除、常规放疗或SBRT。

五、局部复发性肺癌的治疗

评估患者和病变的具体情况，对可切除或潜在可切除的患者建议手术治疗，并与术前或术后放化疗、术中放疗等结合使用；不可切除者建议进行放化疗综合治疗。推荐使用3DCRT或IMRT治疗。既往接受过手术切除并行术后放化疗的复发性NSCLC患者，再程放疗总剂量为56～64Gy，分割剂量为2Gy，每日1次。

第六节　放疗并发症的防治

肺癌胸部放疗的并发症主要表现在呼吸系统、神经系统和心血管系统。

一、中心气道毒性

中央型肺癌患者由于癌灶接近主气道，因此容易发生与剂量相关的中心气道毒性反应。主要表现为肺不张、支气管完全或部分狭窄、气管瘘、气管坏死、致命性咯血等。中心气道毒性为进行性病变，目前暂无有效的治疗方法。

二、自发性气胸

其机制可能是放射诱导的肺部变化、顶部胸膜或肺实质损伤。主要表现为胸闷、呼吸困难、胸痛和刺激性咳嗽。治疗上，尽可能减少活动，有助于伤口愈合，同时，适量吸氧可以促进气胸复张。必要时可行胸腔闭式引流或手术治疗。

三、放射性肺炎

放射性肺炎（radiation pneumonitis，RP）是限制肺癌患者接受最大放射剂量的主要毒性反应之一，主要表现为刺激性干咳、呼吸急促、低热，严重者可出现密集的肺纤维化。一旦发生放射性肺炎，可给予镇咳祛痰药物，症状严重的患者需要补充氧气或辅助通气。

四、食管毒性

食管毒性主要表现为放射性食管炎，食管狭窄、穿孔，甚至食管瘘。对于放疗后出现放射性食管炎的患者，可适当给予少量激素或抗生素治疗。

五、心脏毒性

常见的心脏毒性表现为心包、冠状动脉、心肌、心脏瓣膜和心脏传导系统的病变。若放疗后出现急性心包炎，可给予非甾体抗炎药，大量心包积液时行心包穿刺术。放疗诱发的冠状动脉疾病（coronary artery disease，CAD）临床表现为呼吸困难、胸痛，严重者可出现心力衰竭症状，其治疗与基础人群冠状动脉疾病相类似。

六、胸壁疼痛和肋骨骨折

放射治疗后可出现胸壁疼痛（chest wall pain，CWP），可伴有或不伴有肋骨骨折。患者相关因素也可能增加CWP的风险，包括患者年龄小、吸烟、肥胖。

七、臂丛神经病变

位于肺尖部的肿瘤由于其与臂丛神经接近而引起放射诱导的臂丛神经病变（radiation-induced brachial plexopathy，RIBP），伴有上肢感觉异常、运动无力和神经性疼痛。RIBP的机制可能是脱髓鞘导致轴突损失。

第八章 肺癌脑转移的诊疗

脑转移是肺癌最常见的远处转移部位之一，肿瘤的局部复发和转移导致许多肺癌患者的预后不容乐观，其中脑转移发生率达30%～50%，非小细胞肺癌患者在病程中的脑转移发生率达20%～50%，而在存活两年以上的小细胞肺癌患者中发生率更高，达60%～80%。目前，肺癌的治疗已达分子水平，各种新治疗方案层出不穷，为肺癌脑转移患者带来了新的希望。

第一节 概述

初诊时，伴有脑转移的非小细胞肺癌患者的中位生存期仅为4～6个月，未接受治疗的脑转移患者，中位总生存期仅为1个月，接受最佳支持疗法的患者总生存期约为2个月。脑转移的发生严重影响肺癌患者的生存和生活质量。

脑转移性肿瘤有两种类型，分别是脑实质转移瘤和脑膜转移瘤。脑实质转移瘤最常见的发生部位为大脑半球，发生率约为80%，其次为小脑和脑干。脑膜转移瘤的发生率低，但预后更差。

不同组织学类型肺癌的脑转移发生率有少许差异，腺癌最常见脑转移，其次是小细胞癌，鳞癌最少见。亦有研究认为肺癌的分子病理学对脑转移风险具有影响，EGFR基因突变或ALK基因融合的非小细胞肺癌发生脑转移的风险较高。肺癌脑转移灶中15%～35%检测到EGFR突变，约5%检测到ALK基因重排。KRAS突变较为常见，可达30%。

第二节　临床表现

一、脑实质转移

脑实质转移瘤的临床表现主要包括共性的颅内压增高、特异性的局灶性症状和体征。

1. 颅内压增高

颅内压增高的症状和体征包括头痛、恶心呕吐、视乳头水肿、耳鸣或听力下降、精神状态变化等。除此之外，还可出现复视、黑矇、头晕、淡漠、意识障碍、二便失禁、脉搏徐缓和血压增高等征象。症状常随着病情的进展而逐渐加重，当转移瘤囊性变或瘤内卒中时，可出现急性颅内压增高的症状。

2. 局灶性症状和体征

脑转移瘤会压迫正常脑组织，导致相应区域脑功能障碍，不同部位的转移病灶会导致不同的症状。若转移灶累及大脑半球中部的顶叶感觉区，会导致单侧肢体感觉异常，温、痛、触、压觉减退或丧失；若转移灶累及大脑前部的额叶，会导致精神异常，出现抑郁、躁动、兴奋等性格改变；若转移灶累及小脑，会出现共济失调、踉跄步态等。

二、脑膜转移

脑膜转移的主要临床表现：部分患者无症状，出现症状的患者多与肿瘤对脑组织的压迫或侵犯有关，头痛、颅神经病变及不同程度的意识障碍最为常见。同时，肿瘤位置的不同对患者产生的影响及症状的出现也均有不同。

1. 硬脑膜转移瘤

头痛、颅神经病变及不同程度的意识障碍最为常见，可伴有视觉障碍、偏瘫、癫痫、精神状态改变等症状。罕有发生急性血肿、出血性内层硬脑膜炎等症状的病例。

2. 软脑膜转移瘤

约75%的患者常出现无力、麻木、双侧腱反射不对称及二便功能障碍等症状，同时伴有头痛、恶心、呕吐等症状。部分患者有急性失明、听力减退等症状。约15%的患者有脑膜刺激征，其表现为颈项强直，即颈部僵直、活动受限，以及克氏征、布氏征阳性等。

第三节　诊断

一、MRI

MRI是诊断肺癌脑转移的首选方法。颅脑MRI平扫典型脑转移瘤可见T1中低、T2中高异常信号，病灶呈圆形或类圆形，增强扫描呈环形增强，肿瘤周围水肿。与增强CT相比，增强MRI对微小病灶、水肿和脑膜转移的诊断更敏感。

二、CT

CT是诊断肺癌脑转移的重要方法，常用于颅脑MRI检查有禁忌证的患者。脑转移瘤的CT平扫多表现为圆形或类圆形影，转移灶多为多发性。密度取决于转移瘤的组织构成、是否有出血坏死、肿瘤血供及是否有钙化等。转移灶周围通常会出现水肿反应区，呈低密度，增强后强化不明显。

三、PET/CT

PET/CT的作用机制就是利用肿瘤和正常组织的代谢差异来区分肿瘤和正常组织。与肿瘤组织一样，正常脑组织摄取的葡萄糖量远远高于其他正常组织。故PET/CT对脑转移瘤，尤其是小的脑转移灶，敏感度和诊断能力不足，应结合其他检查手段来提高检出率。

四、腰椎穿刺

腰椎穿刺是一种常用的检查方法，可以获取脑脊液样本进行检查，帮助诊断脑转移。通过腰椎穿刺获得的脑脊液样本可以进行细胞计数、生化指标检测、微生物学检查等多种检查，这些检查可辅助诊断脑转移。

第四节　治疗

一、治疗原则

肺癌脑转移患者的治疗应以综合治疗为主，即在全身治疗的基础上，配合局部治疗来达到治疗转移病灶、缓解症状和提高生活质量的目的，最大限度地改善患者的生存预后。

二、外科手术治疗

外科手术治疗包括活检术及手术切除。

1. 活检术

活检术对于无法获取原发病灶组织或脑部病变不典型、难以诊断者，可协助明确病理诊断，亦可以用于评估肿瘤复发情况和治疗效果。

2. 手术切除

手术切除需根据肿瘤个数、肿瘤大小、肿瘤位置、组织学类型、患者基础状况等进行综合评估，手术方式包括肿瘤切除术、脑室穿刺引流、分流术、开颅减压、放置减压装置等，可降低肿瘤局部复发的风险，也可明显改善患者的预后。

三、放射治疗

脑转移瘤的放射治疗包括全脑放射治疗（whole brain radiotherapy，WBRT）、立体定向放射外科（stereotactic radiosurgery，SRT）及同步加量放疗。

1. WBRT

WBRT是脑转移瘤的主要局部治疗手段之一，可用于多发脑转移瘤的治疗，配合手术或精确放射治疗可杀灭残存的癌细胞和显微病灶，改善预后。虽然这种治疗方法可以有效延长患者的生命，但全脑放疗对患者身体伤害较大，通常在全脑放射治疗后还会出现胃肠道不良反应，如恶心、呕吐等。正常脑组织有剂量限制，这导致WBRT难以根治脑转移病灶。约1/3的脑转移患者WBRT后颅内病变未控制，1/2的脑转移患者死于颅内转移灶进展。因此，应该严格把控WBRT的指征，或将其留待作为挽救性治疗方法。

2. SRT

脑转移SRT包括立体定向放射外科（stereotactic radiosurgery，SRS）、分次立体定向放射治疗（fractionated stereotactic radiotherapy，FSRT）和大分割立体定向放射治疗（hypofractionated stereotactic radiotherapy，HSRT）。由于颅内肿瘤具有难以完全切除的特性，单纯手术治疗后患者极易复发。因此，术后行术区局部调强适形放疗（对术区较大者）或FSRT治疗很有必要。尤其是对于一般状况良好和颅外疾病控制较好、预后较好的患者，SRT可以作为有效的补充治疗手段。与WBRT相比，SRT具有定位精确、剂量集中、损伤相对较小等优势。

3. 同步加量放疗

对不适合SRS但预期生存时间仍较长的患者，可采用WBRT联合转移灶同步加量的调强放疗技术（intensity modulated radiation therapy，IMRT）。多个研究显示，WBRT联合肿瘤病灶同步加量放疗的疗效优于单纯WBRT，且与SRS的疗效相似。

四、内科治疗

1. 全身治疗

肺癌脑转移患者的全身治疗手段包括化学治疗、靶向治疗、免疫治疗、抗血管生成治疗等。

近年来多项研究显示，靶向药物在肺癌脑转移患者治疗中有良好效果。对于EGFR基因突变型的非小细胞肺癌脑转移患者，EGFR-TKIs治疗有较高的客观缓解率和缩瘤率，特别是第三代EGFR-TKIs。阿美替尼和伏美替尼治疗EGFR T790M突变阳性伴脑转移的非小细胞肺癌患者的颅内ORR分别为60.9%和65.2%。对于ALK融合基因阳性的NSCLC脑转移患者，第二代、第三代ALK-TKIs有良好的颅内病灶控制率，第二代ALK-TKIs包括阿来替尼、塞瑞替尼、恩沙替尼、布加替尼等，第三代ALK-TKIs包括洛拉替尼等。

抗血管生成药物贝伐珠单抗的颅内ORR和DCR均高于颅外，且不会增加肺癌脑转移出血性事件的发生率，并在一定程度上可以减轻放射治疗导致的脑坏死和脑水肿。

免疫检查点抑制剂对肺癌脑转移具有一定的疗效。免疫治疗联合化疗的一线治疗对比单纯化疗能明显改善驱动基因阴性的非小细胞肺癌患者的预后，且具有可控的不良反应，是晚期驱动基因阴性非小细胞肺癌初治患者（包括稳定脑转移患者）的标准选择。

2. 鞘内注射

鞘内注射是用于治疗脑膜转移瘤的一种重要手段，通常应用氨甲蝶呤、阿糖胞苷等鞘内化疗药物。小剂量化疗药物直接注入脑脊液中，即可产生较高的浓度，直接消灭脑脊液中的肿瘤细胞，且对人体其他系统产生的毒性反应相对较轻。鞘内注射化疗具有小剂量给药、抗肿瘤作用直接、药物不需要经过肝脏及血液循环代谢、对机体血液系统或全身其他器官损害小等特点，是一种局部化疗手段。

3. 对症治疗

肺癌脑转移治疗的主要目的是改善脑转移患者的临床症状，提高其生活质量。患者出现头痛、恶心、呕吐等症状时，可应用相应的药物缓解症状。常用的药物包括甘露醇、糖皮质激素、利尿剂、抗癫痫药物等。

（1）甘露醇　甘露醇作为高渗透降压药，可以脱水降颅压，有效缓解颅内压增高造成的一系列症状。所以肺癌脑转移后常使用甘露醇进行治疗，但是甘露醇只能短时间使用，长期使用会导致血栓栓塞风险和严重的电解质紊乱，甚至肾衰竭。推荐20%甘露醇125～250mL静脉注射，依据症状每6～8小时1次，同时严密监测血浆电解质和尿量。

（2）糖皮质激素　糖皮质激素也可以用于减轻脑水肿、降低颅内压，还可减少放疗引起的水肿加重，有时会联合甘露醇一起使用，是脑转移瘤周围水肿重要的治疗用药。对于继发性颅内压增高和脑水肿引起的症状，建议地塞米松的起始剂量为每天4～8mg。对于有中度至重度占位效应相关症状的脑转移患者，建议提高地塞米松剂量，如每天16mg或以上。

（3）利尿剂　呋塞米是一种高效能利尿药，能够抑制氯离子主动重吸收及钠离子的被动重吸收，使肾间质渗透浓度降低，促进水随尿液排出体外，可用于肺癌脑转移所致的脑水肿。多与其他脱水剂联用治疗急性脑水肿、脑疝形成等急危重症，但须密切关注电解质变化，必要时调整剂量及调节电解质。

（4）抗癫痫治疗　当肿瘤较大时可压迫正常的脑组织、脑神经，还可能对脑实质进行侵犯、破坏，引起脑部神经异常放电，从而导致患者发生癫痫。癫痫发作时，需立即将患者头偏向一侧，保持呼吸道畅通，同时在医生指导下使用镇静、止惊药物，治疗过程中按时口服抗癫痫药物，如卡马西平片、苯巴比妥片等。

第五节　随访

肺癌脑转移患者诊治后应定期随访并进行相应的检查。包括病史问诊、体格检查、血清肿瘤标志物检查、影像学检查等，随访频率一般为治疗后每2～3个月1次，病情变化时随时就诊，以根据病情变化采取相应诊疗措施。

第九章 肺癌骨转移的诊疗

骨转移是肺癌主要的血行转移部位之一。有20% ~ 30%的非小细胞肺癌（NSCLC）患者在诊断时出现骨转移，35% ~ 60%的患者会在病程中发生骨转移。与骨转移相关的症状称为骨骼相关事件（SRE），包括严重的骨痛、病理性骨折、脊髓和神经压迫综合征、骨不稳定、高钙血症及治疗相关的不良反应等。虽然在转移性NSCLC的整体管理方面取得了相当大的进展，但骨转移仍然是发病率、死亡率和生活质量下降的常见原因。其他挑战包括由于骨转移患者缺乏足够的影像学检查标准而难以确定对治疗的反应，以及与未发生骨转移的患者相比，骨转移患者对全身治疗的反应结果较差。在治疗原发肿瘤的同时，还需积极预防和治疗骨转移及骨骼相关事件。

第一节 概述

肺癌多发性骨转移比单发更常见，约80%的骨转移患者会出现多发性病变。骨转移的常见部位包括脊柱（40% ~ 50%）、肋骨（20% ~ 27%）和骨盆（17% ~ 22%）。骨折常见于长骨的近端部分，如股骨或肋骨，以及椎骨。对于椎体转移患者，突发性背痛和神经系统症状应引起对脊髓压迫的关注，鉴于预后不良，需要及时解决。据报道，15%的肺癌和骨转移患者发生脊髓压迫。SRE发生在临床病程的早期，通常在诊断时出现，并与发病率和死亡率增加及生活质量下降有关。

第二节　临床表现

早期骨转移可以不表现出相应的临床症状，但是随着疾病的进一步发展和加剧，可能会表现出相应的临床表现。最常见的SRE是剧烈疼痛，见于80%的骨转移患者。其他常见的SRE是放疗的相关不良反应（50% ~ 70%）、病理性骨折（7% ~ 35%）、高钙血症（1% ~ 20%）和脊髓压迫（1% ~ 15%）。

第三节　诊断

肺癌骨转移的诊断应满足以下两个条件之一：①临床或病理诊断肺癌，骨病变活检符合肺癌转移。②肺癌病理诊断明确，具有典型的骨转移影像学表现。

一、ECT

放射性核素骨扫描（ECT）是筛查骨转移的首选手段。放射性示踪剂的摄取取决于局部血流、成骨细胞活性和摄取效率。一旦在骨中积累，放射性示踪剂双膦酸盐就会被矿化骨表面的羟基磷灰石晶体吸收。ECT的一个主要优点是可以对整个骨骼进行成像。另一个优点是高灵敏度，可以更早地发现骨转移。ECT有一些明显的局限性。例如，ECT是非特异性的，多发良性骨病变，如嗜酸性肉芽肿、纤维发育不良和内生软骨瘤，可导致骨转移的假阳性结果。通常需要其他影像学检查，如X线平片、CT或MRI等，以排除良性病变。

二、PET/CT

PET/CT是筛查骨转移的主要手段，通过检测放射性同位素正电子衰变过程中发射的高能光子对来产生高分辨率的断层扫描图像。PET/CT在空间分辨率方面优于传统的骨扫描。

三、X线

X线是骨科的常规检查方法，建议X线平片用于评估异常放射性核素摄取或病理性骨折的风险，并作为骨痛患者的初始影像学检查，但X线片的筛查敏感性较差。松质骨与皮质骨的对比度有限，这使得前者病变的影像学检测更加困难。研究表明，50%～70%的松质骨必须被破坏才能通过X线平片可靠地检测出来。当骨髓转移瘤没有积聚在皮层时，它们很容易被高密度皮层掩盖，从而导致漏诊。普通X线在监测治疗反应方面作用不大，主要缺点是：①通常需要3～6个月才能在放射学上表现出明显变化。②平片仅显示结构性骨骼改变，不能提供有关转移性软组织沉积物内恶性细胞的信息。

四、MRI

MRI诊断骨转移具有较高的敏感性和特异性，是评估骨髓腔转移扩散、肿瘤从骨腔延伸和周围结构受累的首选成像方式。正常骨髓含有高百分比的脂肪，并在T1加权序列上表现出高信号强度。骨转移通常表现为低T1信号的离散病灶，对应于恶性细胞替代正常脂肪骨髓。在T2加权序列上，骨转移通常表现为T2高信号，因为它们的含水量升高。MRI的一个优点是，它有时可用于区分骨质疏松症和恶性椎体压缩性骨折。骨质疏松性压缩性骨折引起的水肿应在3个月内消退。如果在初次扫描后至少12周进行的后续MRI研究中骨髓水肿持续存在，则很可能是病理性骨折。由于MRI不涉及电离辐射，因此特别适用于检查孕妇的疑似骨转移。

五、CT

计算机断层扫描（CT）可提供出色的皮质和骨小梁分辨率，是评估皮质与骨髓比例高的肋骨的首选成像方式。将专用的骨骼算法应用于采集的图像，调整窗口宽度和水平，以及使用多平面重新格式化的图像在多个平面上查看骨骼，都有助于最大限度地提高骨病变的明显性，并且与X线平片相比，CT在检测溶骨和骨硬化转移方面的灵敏度更高。CT对全身骨显像检查阳性而X线平片阴性、有局部症状、疑有骨转移、MRI禁忌的患者有较大价值。CT的一个主要优点是，可以在对其他器官进行分期或再分期时进行骨骼转移检查或评估治疗反应，从而减轻患者的影像学负担。CT在治疗计划方面可能比MRI更强大，对于评估结构完整性特别有用。

六、病理

病理学诊断是确诊肺癌骨转移的金标准。骨转移是指骨骼外的恶性肿瘤通过血液或淋巴系统侵入骨骼，形成继发性骨肿瘤。可以通过临床症状、影像学检查和病理检查等方式确定是否发生骨转移。如果肺癌诊断明确，且全身多发骨转移，骨活检为非必要操作。

七、生物化学标记

骨代谢的生物标记物是用于诊断及监控疾病进展的新技术，可反映骨转移过程中骨吸收和形成的速度，提示骨破坏和修复的程度。肿瘤细胞通过不同途径激活破骨细胞，促进骨基质的降解，释放一些因子到血液中，这些因子都是骨代谢标记物。目前多应用碱性磷酸酶作为临床诊断指标。

第四节 治疗

一、治疗原则

一般来说，骨转移不能治愈；治疗目标包括最大限度地控制症状、保留功能、最小化SRE和加强局部肿瘤控制。除疼痛管理外，治疗还包括破骨细胞抑制剂和其他骨特异性治疗、全身抗肿瘤治疗、放疗、手术等。需要多学科的方法。大多数患者在病程中会出现明显的疼痛，大多数患者最终需要使用阿片类药物镇痛。其他疼痛管理的药物方法包括对乙酰氨基酚、非甾体抗炎药等。

二、全身治疗

肺癌骨转移患者的全身治疗方案包括化疗、靶向治疗、免疫治疗、抗血管生成治疗等。

三、骨改良药物

一旦确诊为肺癌骨转移，应考虑给予骨改良药物治疗。

双膦酸盐是肺癌骨转移的基础用药，可以与常规抗肿瘤治疗联合使用。双膦酸盐类药物是骨转移的标准治疗药物。双膦酸盐可以紧密地吸附在羟基磷灰石表面，并被破骨细胞内化，导致骨吸收破坏和破骨细胞凋亡，对溶骨性和硬化性病变均有效。第一代双膦酸盐药物有羟乙膦酸盐和依替膦酸钠等，第二代双膦酸盐药物有帕米膦酸二钠、阿仑膦酸钠等，第三代双膦酸盐药物有唑来膦酸、伊班膦酸钠和因卡膦酸二钠等，它们均能减轻肿瘤骨转移患者的疼痛，预防或延缓骨相关事件的发生和提高患者的生活质量。第三代双膦酸盐药物在此基础上，还能显著降低恶性肿瘤骨转移患者的高钙血症发生率，增加骨密度，减少骨代谢紊乱的发生。双膦酸盐类药物耐受性良好。常见的不良反应包括流感样症状和低钙血症；可能发生罕见的颌骨坏死。肾功能不全的患者必须密切监测。

地诺单抗是一种针对RANK-L的单克隆抗体，可阻断其与RANK的结合并减少破骨细胞的形成、功能和存活，从而减少骨吸收和提高骨的密度与强度。对于癌症患者来说，它可以降低骨折的风险。与双膦酸盐不同，它被认为对肾功能受损的患者是安全的。

四、镇痛治疗

对于肺癌骨转移疼痛的处理应采用综合治疗模式，需要结合疼痛部位、疼痛程度、疼痛性质、患者情况等，应用符合患者实际情况的止痛手段。肺癌骨转移的镇痛治疗包括药物治疗和非药物治疗，后者包括放射治疗、手术治疗、介入治疗和中医药传统治疗。中医药传统治疗包括针灸、情志疗法、推拿按摩、气功、毫火针等。

在使用镇痛治疗前，应当进行疼痛评估，癌痛量化评估通常使用数字分级法、面部表情疼痛评分量表法、视觉模拟法及主诉疼痛程度分级法4种方法。肺癌骨转移疼痛患者药物止痛治疗原则包括口服给药、按阶梯给药、按时给药、个体化给药和注意细节。

常用的镇痛药物包括以下几类。

（1）非甾体抗炎药物和对乙酰氨基酚　具有止痛和抗炎作用，通过抑制环氧化酶的活性，从而减少前列腺素的合成，达到抗炎镇痛的效果。常用于缓解轻度疼痛，或与阿片类药物联合用于缓解中、重度疼痛。非选择性抑制剂包括阿司匹林、双氯芬酸钠、布洛芬等。选择性COX-2抑制剂包括尼美舒利、塞来昔布、依托考昔等。但长期或过量使用可能会导致不良反应，如胃肠道溃疡、肾脏损伤等。因此，在使用非甾体抗炎药时应注意合理用药，避免超量使用。

（2）阿片类药物　是中、重度癌痛治疗的首选药物。对于有慢性疼痛的患者，建议长效和短效的阿片类药物联合使用。长效阿片类药物用于慢性基线癌症疼痛的治疗。需要重复给药的短效阿片类药物用于急性疼痛。对于慢性疼痛需要长期服用止痛药的患者，推荐口服给药。对于吗啡耐受的骨转移疼痛患者，在有明确指征的情况下，可以使用芬太尼透皮贴。暴发痛的处理中，皮下注射和静脉注射可快速起效，可根据患者每日使用阿片类药物的剂量来临时给药。

（3）双膦酸盐　可改善肿瘤骨组织的酸性微环境，导致骨溶解减少，减轻癌痛（详见"骨改良药物"）。

（4）辅助镇痛用药　辅助药物通常是指本身不是止痛药，但在特殊情况下可用于该适应证的药物。辅助药物能够增强阿片类药物的止痛效果，或产生直接的镇痛作用。几种抗癫痫药和抗抑郁药是治疗神经性疼痛的一线药物。最常用的药物包括加巴喷丁、普瑞巴林和三环类抗抑郁药。

五、体外放射治疗

放射治疗是肺癌骨转移有效的治疗方法之一，可以通过高能射线杀死癌细胞，达到治疗的目的。放疗可以减轻疼痛、预防骨折，同时也可以保护脊椎和骨骼，避免脊椎和骨骼受到进一步损伤。放射治疗包括体外照射和放射性核素治疗两类。

1. 体外照射

体外照射是治疗骨转移的首选姑息治疗方法，也是一种非侵入性有效方法，通常在治疗后2～6周内改善由病变引起的疼痛。高达80%的无并发症的骨转移患者对体外照射放疗有镇痛反应，25%～30%的患者在放疗后3～4周疼痛完全缓解。放疗引起的疼痛缓解的确切机制尚不明确。放疗的镇痛作用可能是通过刺激骨化、降低破骨细胞在骨微环境中的活性、杀死癌细胞同时减少骨质溶解来实现的，从而减轻肿瘤负荷。在一些患者中观察到疼痛快速缓解（甚至在24小时后）表明炎症细胞活性降低及辐射场中化学疼痛介质浓度降低，这在放疗的镇痛作用中起作用。体外放射治疗在缓解骨转移引起的疼痛症状方面有显著的优势，并且不良反应尚可接受，可提高肺癌骨转移患者的生活质量。

2. 放射性核素治疗

放射性同位素在治疗骨转移中也起着重要作用。这类治疗的理想人选通常是那些多灶性且引起明显疼痛的成骨细胞或混合性转移性病变的患者。经批准用于治疗骨转移的放射性同位素要么是碱土金属，要么是与可以将放射性同位素引导到骨骼的配体偶联。碱土金属具有与钙相同的电子价，因此它们与钙一起集中在骨周转率高的区域。作为一类药物，这些药物可有效减轻与骨转移相关的疼痛，但放射性同位素镭-223显示出延长总生存期的疗效。镭-223是一种发射α粒子的放射性同位素。α-发射体可以提供高辐射，但辐射穿透组织的深度较小，使其更具针对性。

六、外科治疗

外科治疗是肺癌骨转移的治疗方法之一，旨在切除肿瘤、获得病理组织、缓解疼痛和改善神经系统功能。手术干预通常不是骨转移患者的首选，但在某些情况下可能会有所帮助。根据骨转移部位的不同，外科治疗的方式亦不同。在制订手术治疗方案时应考虑肿瘤局部情况、局部症状、病理种类、原发灶情况、是否多发转移灶、预计生存时间、全身情况、其他治疗的效果等因素。对于脊柱肿瘤，首先考虑激素和放射治疗。然而，减压椎板切除术和固定术，以及全脊椎切除术可能对某些患者有益。长骨转移的治疗方法包括内固定、外固定和假体置入。负重长管状骨应在病理骨折发生前应用Mirels评分系统进行评估，评分7分及以下可暂时不考虑手术，而评分7分以上者，应考虑手术治疗。

表 9-1　Mirels 长骨病理骨折风险评估模型

分值	解剖部位	性质	大小	疼痛
1	上肢	成骨性	< 1/3	轻度
2	下肢（非小粗隆部位）	混合性	1/3 ~ 2/3	中度
3	小粗隆部位	溶骨性	> 2/3	功能性

七、介入治疗

随着微创理念的更新及医疗技术的进步，多种影像引导下的微创介入治疗技术在肺癌骨转移局部控制、减轻疼痛、提高患者生活质量方面的应用也逐渐成熟。目前常用手段主要包括消融治疗、骨成形术、近距离治疗（放射性粒子植入）等。

1. 消融治疗

肺癌骨转移的消融治疗是利用热产生的生物学效应直接导致病灶组织中的肿瘤细胞发生不可逆损伤或凝固性坏死的一种精准微创治疗技术。射频消融术使用交流电产生热量，多种机制可能有助于减轻疼痛，例如，癌细胞死亡导致疼痛诱导的细胞因子减少、癌骨病变的大小减小、疼痛纤维破坏和抑制破骨细胞生成。消融治疗的目标是缓解疼痛症状，从而改善整体生活质量。消融治疗虽然可以使骨转移的病灶部位坏死，但是也会对局部组织造成一定的损伤，可能会出现疼痛、感染等并发症。

2. 骨成形术

骨成形术（osteoplasty）是经穿刺通道将甲基丙烯酸甲酯（PMMA，又称骨水泥）注入病变部位，从而加固骨骼、灭活肿瘤、缓解疼痛的介入治疗技术。椎体成形术适用于无法手术或拒绝手术的患者，可以更快地缓解运动时的疼痛。经皮椎体成形术（PVP）可以缓解与椎骨运动相关的疼痛，或在不需要手术时缓解神经性疼痛。急性感染、出血倾向和严重心脏病等是PVP的禁忌证。PVP适用于放射耐药患者，通过将其与放疗相结合可获得累加效应。PVP可在1～3天内缓解疼痛。骨成形术以局麻为主，以微创为特色，患者容易接受。

3. 近距离放射治疗

近距离放射治疗包括暂时或永久地将放射源应用于患者体内（直接应用于肿瘤负荷或术后肿瘤床），旨在破坏癌细胞的DNA并破坏其分裂和生长的能力。与传统的外照射放射治疗相比，它允许使用更高总剂量的辐射在更短的时间内治疗更小的区域。近距离放射治疗是一种很少使用的骨转移治疗选择。

第五节　随访

　　肺癌脑骨转移患者诊治后应定期随访并进行相应检查。检查方法包括病史、体格检查、血清肿瘤标志物检查、影像学检查等，频率一般为治疗后每2～3个月随访1次，病情变化时随时就诊，以根据病情变化采取相应的诊疗措施。

第十章 肺癌肝转移的诊疗

第一节 概述

　　肝脏是人体重要的代谢器官，也是唯一一个动脉、静脉双重供血的脏器，具有十分丰富的血供，因此备受多种恶性肿瘤的"青睐"，是其他恶性肿瘤常见转移的脏器。肺癌患者初诊时，约5.8%存在肝转移，到了晚期，有将近20%的患者会出现肝转移。在一项大样本量的不同非小细胞肺癌转移部位与预后相关性分析的研究中，肝转移是预后最差的转移类型，肝转移患者的中位总生存期仅3个月，而中枢神经系统转移及骨转移的中位总生存期均为5个月，肝转移患者的死亡风险比中枢神经系统转移患者高53%。因此，肺癌患者预防肝转移的发生及针对已发生肝转移的患者采取积极有效的治疗措施，可进一步改善肺癌患者的远期预后。

第二节 诊断

一、定义

　　肺癌肝转移，即原发性肺癌的癌细胞脱落后通过血液循环或其他途径侵入肝脏并在肝脏种植生长，肝转移可以是单发或多个结节转移灶。

二、临床表现

肺癌肝转移早期阶段往往除了呼吸道症状外无其他特异症状，但随着肝转移灶进展逐渐出现局部或全身症状。

1. 肝区疼痛

早期转移的癌结节灶因体积较小，常常体现不出任何症状，当病灶增大增多到一定程度时，可能会出现上腹部或肝区持续或间断性隐痛、钝痛，体形较瘦的患者有时可触及肝区包块。

2. 消化道症状

当肝功能受影响时，患者可能会出现腹胀、食欲不振、恶心、呕吐等症状，往往伴随着癌性疲乏、体重明显下降。

3. 黄疸

转移灶肿块侵犯或压迫胆管可能导致胆汁淤积，从而引起黄疸，表现为皮肤、巩膜黄染，尿液颜色加深，皮肤瘙痒等。当转移瘤导致肝功能衰竭时也会出现黄疸，这种情况多意味着病情进入终末期，患者多伴有腹水，甚至出现肝性脑病。

三、实验室检查

对已确诊的肺癌患者，除血清CEA、CA-125、CA19-9等肿瘤标志物检测、病理分期评估及相关驱动基因检测外，应常规进行肝脏超声或腹部增强CT等影像检查以排查肝转移瘤。对于超声或CT影像高度怀疑但无法确诊的患者，可加行血清AFP、肝脏超声造影和肝脏MRI检查。肝脏超声造影及增强MRI检查对于发现<1cm的微小病灶的准确率更高，有条件时可考虑进行。PET/CT检查不作为常规推荐，但在病情需要时可酌情应用。肝转移灶的经皮针刺活检仅限于病情需要时应用。

第三节　预防

一、根治性手术治疗

目前根治性手术仍是早期肺癌最有效的治疗手段。完整彻底地切除肺原发病灶是保证手术根治性、分期准确性、提高局部控制率和长期生存率的关键，也是预防发生肝脏转移的重要环节。

1. 手术方式

目前早期肺癌的标准术式仍为解剖性肺叶切除术。对于部分中央型肺癌，在手术技术能够保证切缘的情况下，支气管和（或）肺动脉袖式肺叶切除围手术期风险小且疗效优于全肺切除，为推荐术式。

（1）解剖性肺段切除　肺段切除应为病灶位于肺外周1/2、长径≤2cm、含肺部磨玻璃结节影（GGO）成分的早期肺癌可以接受的手术方式。

目前，意向性肺段切除可适用于以下情况。

1）患者体力状态或脏器功能无法耐受肺叶切除。

2）肿瘤长径不超过2cm的周围型小结节，同时具备以下条件之一：原位癌；GGO成分超过50%；长期随访提示结节倍增时间超过400天。

3）肺段切除要求。应保证手术切缘≥2cm，或≥病灶长径；在患者功能状况允许的情况下，均应行肺门、纵隔淋巴结采样，尤其是实性成分较多的GGO结节。

（2）楔形切除　意向性楔形切除手术可作为以下情况的选择。

1）病灶位于肺外周1/3；长径≤2cm的小结节；实密成分≤0.5cm；实性成分较多的病灶需先行纵隔和肺门淋巴结分期。

2）楔形切除要求。应保证肉眼可见切缘＞5mm，若切缘＜5mm，则需冰冻切片证实切缘为阴性。

2．手术路径

（1）开胸手术和微创手术具有相同的肿瘤学效果，手术医师可结合自身习惯和熟练程度等选择手术方式。

（2）已证实胸腔镜（包括机器人辅助）等微创手术安全可行，围手术期安全性优于开胸手术，远期疗效不逊于开胸手术。因此，在技术可行且不违背肿瘤学原则的前提下，推荐胸腔镜手术路径。

二、确诊时无肝转移（及其他远处转移）患者的新辅助治疗

手术前通过新辅助治疗清除未被影像学检测到的微小转移灶，可以最大程度地预防根治性手术后远处转移的发生。驱动基因阴性的可切除的NSCLC可使用化疗或纳武利尤单抗联合含铂双药化疗进行新辅助治疗。

三、无转移肺癌患者根治术后的辅助治疗

1．完整切除切缘阴性（R0切除）NSCLC后续治疗

①ⅠA（T1a/b/cN0）期患者推荐术后定期随访。②ⅠB（T2aN0）期患者术后可随访。ⅠB期患者术后辅助治疗需多学科评估每例患者术后辅助化疗的益处与风险。有高危因素者［如低分化肿瘤（包括神经内分泌肿瘤但不包括分化良好的神经内分泌肿瘤）、脏层胸膜侵犯、脉管侵犯、姑息性切除、气腔播散（STAS）］推荐术后辅助化疗。病理亚型以实体型或微乳头型为主的ⅠB期腺癌患者也可选择行辅助化疗。③ⅡA/ⅡB期患者，推荐以铂类为基础的化疗方案进行辅助治疗，不建议行术后辅助放疗。④ⅠB ~ Ⅲ期患者术后发现EGFR敏感基因阳性的患者，可选择奥希替尼行辅助靶向治疗。ⅡA ~ Ⅲ期患者术后发现EGFR敏感基因阳性的患者，可选择埃克替尼辅助靶向治疗。术后未检测出驱动基因突变的ⅡA ~ Ⅲ期患者，如PD-L1表达阳性（≥1%），可在完成以铂类为基础的化疗后行阿替利珠单抗辅助治疗。

2. 非完整切除切缘阳性的NSCLC的后续治疗

①ⅠA（T1a/b/cN0）期患者，如术中发现为R1或R2切除，都应首选再次手术，放疗也可作为选择。②ⅠB（T2aN0）/ⅡA（T2bN0）期患者，术中发现为R1或R2切除，都应首选再次手术，放疗也可作为选择，后续化疗视术后情况而定。ⅠB期有高危因素者可选择行术后辅助化疗，病理亚型以实体型或微乳头为主的ⅠB期腺癌患者也可选择辅助化疗。ⅡA期患者术后应该进行辅助化疗。③ⅡB期R1切除患者可选择再次手术+术后辅助化疗，或同步/序贯放化疗；R2切除患者可选择再次手术+术后辅助化疗，或者同步放化疗。

第四节　NSCLC 肝转移的系统治疗

一、一线治疗

1. 非鳞状细胞癌驱动基因阳性且不伴耐药基因突变患者的治疗

根据不同驱动基因突变选择对应的靶向治疗，目前一线治疗推荐使用靶向药物的基因突变类型包括EGFR、ALK、ROS1、MET14外显子跳突、BRAF V600E和RET突变。一线已经开始化疗的过程中发现EGFR敏感基因或者ALK融合基因阳性的患者，推荐完成常规化疗（包括维持治疗）后换用靶向药物治疗，或者中断化疗后转行靶向治疗。

2. 驱动基因阴性非小细胞肺癌患者的治疗

对于PD-L1表达阳性（≥1%）的患者可使用帕博利珠单抗单药治疗，但PD-L1高表达（≥50%）的患者获益更显著。对于PD-L1高表达（≥50%）的患者，也可使用阿替利珠单抗单药治疗。PS评分为0~1分的患者推荐免疫治疗或贝伐珠单抗联合含铂双药化疗，也可单纯使用含铂双药联合的方案。对不适合铂类药物治疗的患者，可考虑非铂类双药联合化疗。对于无禁忌证的非鳞癌患者可选择抗血管生成药物（贝伐珠单抗或重组人血管内皮抑制素）联合化疗并进行维持治疗。禁忌证包括中央型肺癌、近期有活动性出血、难以控制的高血压、血小板低下、血栓相关事件、肾病综合征、充血性心力衰竭等。对于PS评分为2分的患者，单药化疗相较于最佳支持治疗可以延长患者生存期并提高生活质量，因此推荐单药治疗。PS评分为3～4分的患者，一般无法从化疗中获益，建议采用最佳支持治疗或参加临床试验。一线化疗4～6个周期达到疾病控制（完全缓解、部分缓解或稳定）且PS评分好、化疗耐受性好的患者，可选择维持治疗。

二、二线及后线治疗

积极鼓励后线治疗患者参加新药临床试验。

1. 驱动基因阳性非小细胞肺癌患者的治疗

一线使用靶向药后疾病进展的患者，根据进展类型分为寡进展型、广泛进展型。若为寡进展型，推荐继续原靶向治疗±局部治疗。若为广泛进展型，一代/二代TKI耐药后推荐二次活组织检查检测T790M突变状态，T790M突变者推荐奥希替尼或阿美替尼、伏美替尼治疗，T790M阴性者推荐含铂双药化疗联合或不联合贝伐珠单抗（非鳞癌患者）的治疗。三线治疗PS评分为0～2分的患者可接受单药化疗或排除禁忌证后推荐口服安罗替尼。

2. 非鳞状细胞癌驱动基因阴性患者的治疗

PS评分为0～2分的驱动基因阴性非鳞状细胞癌患者一线治疗进展后，如既往未接受过免疫治疗，推荐二线治疗使用纳武利尤单抗或替雷利珠单抗。PS评分为0～2分的驱动基因阴性非鳞状细胞癌患者一线方案进展后也可使用多西他赛或培美曲塞单药化疗（非鳞癌）。对于PS评分＞2分的驱动基因阴性非鳞状细胞癌患者，二线建议最佳支持治疗。若前线治疗未使用培美曲塞或多西他赛单药者，三线可接受培美曲塞或多西他赛单药治疗，排除禁忌证后可推荐使用安罗替尼，后线建议最佳支持治疗。

第五节 SCLC 肝转移的系统治疗

一、一线治疗

1. 无症状或无脑转移的广泛期SCLC患者的治疗

PS评分0～2分的患者推荐免疫治疗联合化疗。PS评分3～4分（由SCLC所致）的患者推荐化疗。曲拉西利可在EP/EC方案治疗前预防性给药，以降低化疗引起的骨髓抑制发生率。化疗后疗效达CR或PR的患者，如果转移病灶得到较好控制，且一般情况较好，可以加用胸部放疗，酌情谨慎选择PCI。PS评分3～4分（非SCLC所致）的患者推荐最佳支持治疗。

2. 局部症状的广泛期SCLC患者的治疗

①上腔静脉综合征：临床症状较严重的患者推荐先放疗后化疗；临床症状较轻的患者推荐先化疗后放疗，同时给予氧疗、利尿、止痛、镇静等支持治疗。②脊髓压迫症：如无特殊情况，患者应首先接受局部放疗，控制压迫症状，再给予化疗。合并脊髓压迫症的患者生存期较短，生命质量较差，因此这类患者应慎重选择胸部放疗和PCI（如疗效达到CR或PR的患者可以行放疗），通常不建议行手术减压。③骨转移：推荐化疗+局部姑息放疗（可用双膦酸盐治疗）；骨折高危患者可行骨科固定治疗。④阻塞性肺不张：推荐化疗+胸部放疗。2个周期化疗后再进行放疗可明确肿瘤病变范围，缩小照射体积，使患者能够耐受和完成全程放疗。

3. 脑转移患者的治疗

①无症状脑转移患者：系统治疗结束后接受全脑放疗，若为脑寡转移，也可以考虑立体定向放射外科（SRS）治疗。②有症状脑转移患者：推荐全脑放疗序贯化疗，经治疗后疗效达CR或PR的患者，若为脑寡转移，也可以考虑SRS治疗。

二、二线及后线治疗

1. 一线治疗后6个月内复发的PS评分0～2分的患者，推荐选择静脉或口服拓扑替康化疗，也可推荐患者参加临床试验或选用以下药物，包括伊立替康、紫杉醇、吉西他滨、多西他赛、长春瑞滨、替莫唑胺、环磷酰胺联合多柔比星及长春新碱。PS评分为2分的患者可酌情减量或加强支持治疗。

2. 一线治疗后超过6个月复发的患者，可选用原一线治疗方案。

3. 三线治疗，推荐口服安罗替尼。

第六节　肺癌肝转移的局部治疗

一、手术治疗

个别小样本研究提出切除肺癌肝转移灶可使患者获得长期生存的可能性，并建议对合并肝脏寡转移的患者行手术治疗。部分患者可在手术治疗中获益，术后5年生存率可达20%～37%。NCCN指南将外科手术作为有远处转移的肺癌患者可选的治疗手段之一。肺癌患者一旦出现肝转移，往往伴随其他部位转移，孤立性肝转移的患者只占很小的比例。目前关于肺癌肝转移的手术治疗仍存在争议，建议通过多学科团队讨论，更加慎重地选择出可从肝脏手术中获益的患者。

二、经导管动脉栓塞化疗

经导管动脉栓塞化疗（transcatheter arterial chemoembolization, TACE）是将导管选择性或超选择性插入肿瘤供血靶动脉后，注入适量的栓塞剂使靶动脉闭塞，导致肿瘤组织缺血坏死的一种方法。使用抗肿瘤药物或药物微球进行栓塞可起到化疗性栓塞的效果。TACE对肝转移瘤能起到良好的控制效果，但其是否能延长生存期仍需长期临床实践进一步证实。部分临床研究提出，对于直径较大的肝转移病灶，可以先用消融术缩小肿瘤，再进行动脉化疗栓塞术，可进一步提高治疗效果。

三、局部毁损治疗

相关临床研究证实，在全身治疗的基础上配合局部毁损治疗可延长患者的OS。针对无法行外科手术切除的肝转移瘤，需根据肿瘤位置、患者自身情况及治疗目标等，在充分系统治疗的基础上选择合适的局部毁损手段（如射频消融、微波消融、放射治疗等）以提高转移灶的局控率，具体应由MDT进行决策并结合患者及家属的意愿。

1. 射频消融

射频消融术应用较为广泛，它能较高效地破坏肝转移病灶，且操作方便，安全性较高。建议在行射频消融时选择肝转移瘤最大直径＜3cm且一次消融病灶不超过5枚的患者。操作时应避免肝外热损伤、感染、针道转移和消融不彻底等问题。

2. 微波消融

微波的传导不会受到组织干燥炭化的影响，可使肿瘤内部在短时间内产生高温及更大的消融带，从而破坏肿瘤组织，使肿瘤细胞坏死得更彻底。冷冻消融（cryoablation）是指利用高压氩气或氮气，使肿瘤组织冷却至$-160 \sim -140℃$，冻结后，再用氦气或氮气使靶组织从$-140℃$迅速上升至$20 \sim 40℃$，这种温度梯度的变化，可让靶组织蛋白质变性、细胞裂解、组织缺血坏死。

3. 放射治疗

立体定向放射治疗（SBRT）是一种高度精确的外放疗技术，利用单次高剂量（$5 \sim 30$Gy）大分割（$1 \sim 5$次）的照射模式来取得媲美外科手术的疗效，尤其对直径小于3cm的肝脏寡转移灶，可获得较高的局控率。生物等效剂量（BED）与肿瘤的控制率呈正相关。

当BED ≥ 100Gy时可取得更高的局部控制率。SBRT的不良反应常表现为肝功能异常和胃肠道反应，但总体安全性较高。在实施SBRT前应结合肿瘤位置、Child-Pugh评分、胃肠道疾病史、既往全身治疗方案等进行充分评估，在制订放射治疗计划时应尽量避免高剂量照射胃肠道、脊髓等器官。

4. 其他治疗手段

其他治疗手段包括选择性内放射（selective internal radiotherapy，SIRT）、放射性粒子植入、无水酒精瘤内注射及传统中医药治疗等，可作为综合治疗的补充手段，一般不推荐单独使用。

第十一章 肺癌的中医治疗

第一节 癌及肺癌的中医认识

肿瘤是机体细胞异常增殖形成的新生物，常表现为局部异常肿块。新石器时代向青铜器时代过渡的齐家文化时期，考古人员在墓地已发现该时期患有良性骨肿瘤的居民的遗骸。象征中医理论形成的《黄帝内经》虽未见专篇论述肿瘤，却包含与肿瘤相关的疾病名称20余种，如"瘤""积""积聚""石瘕""肠覃"等。南宋杨士瀛的《仁斋直指方论》指出，"癌者，上高下深，岩穴之状，颗颗累垂，裂如瞽眼，其中带青，由是簇头各露一舌，毒根深藏，穿孔通里，男则多发于腹，女则多发于乳，或项或肩或臂"，首次赋予"癌"字真正现代肿瘤含义。明代张介宾进一步提出肿瘤非朝夕形成，初起症状不显，发现时治疗困难，应明辨病因病机、正邪盛衰，顾护脾胃，缓缓图之，切忌盲目攻邪。同时期，王肯堂已意识到肿瘤漫长病程乃阶段性发展，主张根据每阶段特点及不同病因病机，分初治、中治、末治三阶段治疗。

中医典籍并无肺癌病名，但相关的临床症状表现记载丰富，中医学认为肺癌可归属"肺痿""咳嗽""肺积""痰饮""息贲"等范畴。《素问·玉机真脏论》曰："大骨枯槁，大肉陷下，胸中气满，喘息不便，内痛引肩项，身热，脱肉破䐃，真脏见，十日之内死。"这些症状与肺癌晚期咳嗽、胸痛、发热诸症及恶病质状态极为相似。汉代张仲景对肺痿的病机、症状及拟方用药进行阐述，主张养阴清虚热、甘温补虚寒，对晚期肺癌肺叶痿弱不用的病机证治具有指导意义。明代《景岳全书·虚损》中"劳嗽，声哑，声不能出，或喘息气促者，此肺脏败也，必死"等描述符合晚期肺癌纵隔转移压迫喉返神经而致声嘶的临床表现，同时指出预后不良。清代沈金鳌的《杂病源流犀烛》对肺部占位性疾病的病因病机与治疗不乏详细记录，"邪积胸中，阻塞气道，气不宣通，为痰为食为血，皆得与正相搏，邪既胜，正不得而制之，遂结成形而有块""息贲，肺积病也……皆由肺气虚，痰热壅结也，宜调息丸、息贲丸，当以降气清热，开痰散结为主"。可见，中医药关于肺癌症状、病机、辨证分型、治法方药历史源远流长，有初步的认识及研究。

第二节　肺癌的病因病机

一、正气内虚

《素问·评热病论》谓"邪之所凑，其气必虚"，肺癌发病当责于虚。肺癌病位主要在肺，正气亏虚贯穿肺癌发生发展的各阶段。伴随病情迁延，正虚加重，余脏腑功能失调，将致机体气机升降失常，气血运行失司，津液代谢失调，催生痰瘀热毒等病理产物。"积之成者，正气不足，而后邪气踞之"，正气耗损无力鼓邪外出，新生病理产物进一步阻滞肺络，消耗人体正气。如此循环往复，脏腑相损，使肺癌病情更为复杂，远期预后不良。

二、烟毒内侵

《景岳全书》称"烟草"一物"味辛气温，性微热……烧烟吸之，大能醉人"，显露吸烟的成瘾性。中医学认为长期大量吸烟，"火气熏灼，最烁肺阴，耗血损年……今人患喉风咽痛，嗽血失音之证甚多，未必不由嗜烟所致""向之痰咳，悉烟之害也。耗肺损血，世多阴受其祸而不觉"，津液受烟毒熏蒸，阴液内耗，肺阴受损，久则气阴两虚；烟毒羁留肺窍，人体气机运行不畅，瘀血痰湿凝结，初时仅咽痒咳唾，日久可生癌瘤。

三、邪毒侵肺

肺为娇脏，易受邪毒侵袭。《灵枢·九针论》谓"四时八风之客于经络之中，为瘤病者也"，工业废气、煤焦烟尘、石棉及放射性物质等，长期过量接触均可使肺气肃降失司，气机郁滞不宣，血行无力，毒瘀互结渐成肿块。

四、痰瘀聚肺

《黄帝内经》指出"温气不行，凝血蕴里而不散，津液涩渗，著而不去，而积皆成矣"；《丹溪心法》云"凡人身上中下有块者，多是痰"，痰瘀与肿瘤发生的关系密不可分。肺的宣降功能、脾的运化功能、肝的疏泄功能、肾的开阖功能、三焦的气化功能等均与津液化行息息相关。津液运行失调则聚生痰浊，痰浊阻碍气血运行，势必痰瘀夹杂互结，形成积聚肿块。

五、七情内伤

情志不畅，气机不顺，津血不散，凝聚成瘤。如《灵枢·百病始生》曰："若内伤于忧怒，则气上逆，气上逆则六输不通，温气不行，凝血蕴里而不散，津液涩渗，著而不去，而积皆成矣。"肺癌发生离不开情志、精神因素的影响，突然强烈或长期持久的情志刺激，直接影响机体正常生理功能，扰乱气血，致气郁、气滞、血瘀等，经络难以畅达，诸般郁结胸中，久则癌肿成矣。

六、癌毒致病

"癌毒"是当代中医学界提出的新概念。"癌毒"病机理论初步成型于20世纪80年代末，认为内生癌毒是恶性肿瘤的本质病因，是一种特异性致病因素，因饮食劳倦、七情内伤、六淫外感等多种病因长时间影响机体，浊邪积聚，脏腑失调，人体内所变生的一种强烈致病物质，具有正气耗损、痰瘀酿生、侵袭广泛、胶着难清的特点。当癌毒生成，机体开始患恶性肿瘤。

周仲瑛教授认为，癌毒与肺癌的发生发展存在以下联系："在至虚之处留着滋生而形成结毒""随气血运行而走注弥散形成流毒""与相关脏腑亲和形成不同部位的肿瘤"，其特性在于猛烈性、顽固性、流窜性、隐匿性、损正性，并总结癌毒致病机制为"癌毒留结是肿瘤发病之根、癌毒走注是肿瘤转移之因、癌毒残留是肿瘤复发之源，癌毒伤正是肿瘤恶化之本"等。

第三节　肺癌的中医治则

一、始终将益气养阴放在首位，兼顾痰瘀

肺癌的病机大都具有"肺气阴两虚，邪毒蕴郁"的病理变化，且肺癌患者多需要行介入、手术、放化疗等治疗，这些治疗往往容易伤及正常细胞，耗气伤阴。肺脏受累，水湿停聚，湿聚痰生，阻碍气血流行，瘀滞体内，故痰瘀交阻互结是肺癌的常见病机。历代医者已创立丰富的化痰逐瘀经典方剂，如苏子降气汤降气平喘，专治痰涎壅盛；半夏厚朴汤理气散结降逆止咳；三子养亲汤温肺化痰兼消食滞；血府逐瘀汤活血化瘀等。朱丹溪有言："善治痰者，不治痰而治气，气顺则一身之津液，亦随气而顺矣……大凡治痰，用利药过多，致脾气虚，则痰易生而多。"脾乃气血生化之源，主中焦运化，痰瘀形成与脾脏功能失调关系密切。因此治疗痰瘀应加用理气药物，气行则血行，津液得布，痰瘀自消。

二、在治疗肺癌的过程中，要强调顾护胃气

《临证指南医案》曰："有胃气则生，无胃气则死，此百病之大纲也。故诸病若能食者，势虽重而尚可挽救；不能食者，势虽轻而

必致延剧。此理亦人所易晓也。"早中期肺癌患者可能体质尚好，但经过手术、放化疗等"祛邪"治疗及以攻伐为主的中药治疗，皆可伤及脾胃，故健脾益胃是医者组方时应顾及的要点。现代统计分析结果发现，不论何种恶性肿瘤，都有"脾虚"相关表现。放化疗毒副反应巨大，其中之一便是消化道反应，表现为恶心呕吐、不欲饮食、腹痛腹泻等。现代研究也发现，脾胃功能在恶性肿瘤的治疗中，与重塑免疫编撰、抑制肿瘤转移的相关因子、调控基因功能等紧密相关。因此临床治疗中，在前述方法的基础上，攻邪则保护脾胃，扶正则补养脾胃，应将其视为常用之法。

三、注重辨证与辨病、辨期相结合

应根据异常实验室指标来进行肺癌诊疗用药的加减，如白细胞减少，加用当归、苦参、党参、枸杞子、银耳、地黄、茜草、阿胶等；肝功能损害，可加鳖甲、黄芩、葛根、五味子、鸡血藤、三七、枸杞子、厚朴和桔梗等保护肝功能。这些都体现了中西医结合治疗的灵活性。肺癌晚期，变证丛生，胸水、疼痛、发热、呼吸困难、大咯血等都是临床常见的症状，此时必须辨病施治。例如，肝转移而引起黄疸者，可加虎杖、茵陈、八月札等以利湿退黄。

四、合理使用有毒药物

许多基础研究显示，有毒中药抗癌有效率达60%。如全蝎、蜈蚣、蟾蜍皮等，在使用有毒药物时要注意以下几点：服用时从小剂量开始，逐渐加量，而且不可久服。肿瘤患者如果存在肝肾功能异常，长期服用有毒中药，须定期检测肝肾功能，发现异常时立即减量或停用。通过配伍减轻毒性，例如针对斑蝥的泌尿系毒性可使用茯苓、泽泻等利尿通淋的中药来减轻，为减轻消化道反应还可配伍和胃健脾的中药。

第四节 各家经验荟萃

一、岭南中医肿瘤学术流派辨治肺癌经验

岭南地区位于我国南端，其所辖范围约为现今广东、海南两省及广西壮族自治区大部、香港、澳门。岭南地区北依五岭为屏，南近南海之滨，常年受偏南或偏东相对暖湿气流影响，具有多雨、炎热、空气湿度大等气候特征。独特的气候地理环境，使得疾病病机往往富有地域特点，促成岭南医学流派萌发壮大，岭南中医肿瘤学术流派即其中分支之一，国医大师周岱翰教授是岭南中医肿瘤学术流派的代表性人物之一。

"夫岭南土地卑湿，气候不同，夏则炎毒郁蒸，冬则温暖无雪，风湿之气易于伤人"，受环境影响，岭南当地人群多具"阳浮阴闭，元气不固"的体质，与此对应，岭南中医肿瘤学术流派从"痰热""脾虚"切入治疗肺癌。广东省名老中医赵思兢擅用以清热解毒、化痰散结为主的中药配伍组方，如七叶一枝花、大蓟根、炮南星、川蜈蚣、全蝎等，主张肺癌需加强宣肺，多加用紫菀、款冬花等。肺癌攻邪方面，该学派认为重点在于去除"痰毒"，"益气除痰"乃治疗的基本方向。周岱翰教授治疗肺癌既重视有形之痰，又重视无形之痰，常用除痰祛湿药有鱼腥草、浙贝母、薏苡仁、陈皮、半夏、制南星、海藻、茯苓、昆布、山慈菇等；考虑到痰邪留驻碍气耗气的特点，治疗过程应谨慎添加补气药物，多选黄芪、太子参、人参、五味子等药。该学派还重视实施针灸疗法，贯彻"扶脾即所以保肺"的理念，以求培土生金扶正。针对食欲减退、咳嗽咳痰色清稀、舌淡脉弱、乏力等辨证为肺脾虚弱的肺癌患者，倡导在选用五指毛桃等岭南特色中药的基础上，结合肺俞、太渊、足三里、太白、脾俞等穴位进行针灸或穴位敷贴进行补益治疗。

倡导将"辨证"与"辨病"相结合，实现综合辨治。通过"辨

证"关注整体，平衡阴阳，以提高脏腑功能；通过"辨病"结合现代医学技术，如手术、化疗和放疗，选择相应中药以标本兼治的方式实现带瘤生存，提升患者生活质量。岭南中医肿瘤学术流派在老年中晚期肺癌治疗方面积累了丰富的经验，老年患者多见肺、脾、肾三脏亏虚，随证加减滋阴补肺、健脾益气、补肾温阳等法，灵活应用中医理论调养肺、脾、肾三脏，是其辨治的优势切入点。中晚期肺癌患者不耐攻伐，周岱翰教授在《肿瘤治验集要》较早提出"带瘤生存"理念，寻求局部癌灶（邪气）与全身状况（正气）均相对稳定的状态，即通过辨病、辨证相结合，稳定瘤体和改善肺癌相关症状以达到生存质量和生存时长同时获益的目标。多项研究结果证实，中医药治疗中晚期肺癌具有"稳定瘤体"的优势，可延长总生存期，改善临床症状及生存质量。

　　岭南中医肿瘤学术流派充分考虑岭南气候特点，融入温病学理论，在肺癌抗肿瘤治疗的不良反应方面见解独到。周岱翰教授在该领域首创性地提出，中医的"火邪"和"热毒"可与放疗不良反应相联系，故可运用温病学术理论进行辨证拟方。他认为，放疗不良反应病机的核心乃热象壅盛，伤阴耗气。热毒灼肺、痰热内生、瘀血阻络、肺胃阴伤是早期放疗的病机，而晚期则可能演变为肝肾真阴耗竭、虚风内动、伤风动血等，涉及温病所言卫、气、营、血。放疗过程中辨证论治的重点应当是"清热化痰解毒、清气透营、祛瘀通络"；放疗后的恢复期，则应以"养阴润肺、健脾滋肾、清营凉血"为主；从而平衡机体阴阳，清热解毒，促进气血运行，实现减轻不良反应、促进康复的效果。对于由靶向药物引起的皮疹，林丽珠教授指出其根本病机在于阴虚血燥内聚，外有湿热毒邪。治疗上，常采用荆防四物汤加减，并辅以消疹止痒方（包括银花藤、野菊花、紫花地丁、重楼、五倍子、地肤子、牡丹皮、赤芍等）进行皮肤外洗，取得显著疗效。这种综合运用中药治疗的方法不仅考虑了病机根本，还注重外治和症状的缓解，使患者不适症状得到明显的缓解。

　　积极发扬岭南特色的煲汤文化，探索并开创中医肿瘤食疗的新途径，是对地域特点的充分借鉴与发展。针对岭南地区肺癌患者常见的"脾虚""痰湿""热毒"等病机特点，结合当地湿热的气候和民众"阳燠之气常泄""阴湿之气常盛"的体质特点，中医肿瘤学术流派致力于根植本土、善用南药，从岭南悠久的食疗药膳文化中探索适用于肺癌患者的药膳疗法。

针对肺癌患者主要表现为肺火湿热、咽痛痰血等症状，可以考虑选用一些具有清热凉血、健脾利水功效的药物，如广州街头常见的葛菜生鱼汤，其具有健脾利水、清热凉血的功效。同时，田基黄、鸡屎藤、溪黄草、木棉花、鸡骨草等中药也被认为具有清热利湿解毒的功效，木蝴蝶、龙脷叶则有利咽清肺的作用，适用于肺火湿热型肺癌患者。五指毛桃行气利湿、健脾养肺，适合脾虚痰湿型肺癌患者。此外，一些广东特色的药材如芡实、陈皮、砂仁、橘红等，也具有化湿祛痰的功效，适合于肺癌患者的食疗调理。在进行食疗时，必须根据患者的具体情况和症状特点选用适当的药材，并合理配伍，以达到祛痰湿、补气血的效果，又不伤气阴、不滋腻。这种具有地域特色的食疗方案对于肺癌患者的临床康复具有重要作用，为患者提供了一种天然、温和且有效的辅助治疗方式。

二、国医大师刘嘉湘教授辨治肺癌经验

刘教授在20世纪70年代提出的"扶正治癌"学术思想体系，体现了中医治疗肺癌的独特理念和方法。他传承了张元素的"养正积自除"的观点，强调治疗肿瘤应当以患者的整体健康为本，充分结合中西医治疗手段扶正培本，特别注重肺脾相关，强调从脾治肺。肺在上焦，脾胃位于中焦，二者在五行、经络所属、生理病理等方面都有密切的关联。刘教授认为，"脾始虚，肺气先绝"，因此在治疗肺癌时，辨证论治至关重要，用药时要注重顾护脾胃。他反对盲目滥用攻伐，不认可见癌瘤就过度使用攻伐性治疗，亦不主张盲目滋补。刘教授强调要重视辨证论治，扶正与祛邪两者不能偏废，治疗方案要力求平和。他关注药性的偏颇，强调"扶正之中寓于祛邪、祛邪之中意在扶正"，避免药性太偏，确保治疗的平衡性。在肺癌治疗方面，刘教授主张采用芳香化湿、补中益气、健脾助运的方法。他强调顾护脾胃，通过"培土生金"，以充实肺气、肃清肺痰。刘教

授在药物选择上偏向平和、轻清的剂型，强调平补为主，注重药物的甘淡平缓而不温燥，以生津益胃，助运健脾。他建议少用厚味滋腻峻补之品，以免增加脾胃运化负担。刘教授强调，在补益的同时配合使用理气和胃、消食助运的药物，勿忘醒脾开胃。他的处方常规剂量为9～15g，最大剂量用至30g。在肺癌治疗的初期，他常常以补中益气汤、四君子汤为主，以党参、茯苓、太子参、白术等药物健脾益气。同时，他会搭配陈皮、鸡内金、谷芽、八月札、麦芽等行气化滞、消食开胃的药物，使治疗达到补而不腻、滋而不滞的效果，以防止对脾胃产生不良影响。刘教授的治疗理念在一定程度上反映了中医在癌症治疗方面的独特思考和实践，他注重整体调理，强调平和谨慎的用药原则，为中医肿瘤治疗提供了有益的经验。

三、全国名老中医朴炳奎教授辨治肺癌经验

朴教授强调，肺癌被视为身体整体疾病在局部的表现，与肺、肾、脾、肝、心五脏密切相关。治疗方面，他主张采用五脏联治的方法，以巩固基础和解毒为治疗的核心。五脏之间相互关联，强调加强脾肾固本，以及心肝解毒。脾被视为肺的母脏，强调通过健脾益气以滋养肺脏，常使用参苓白术散或补中益气汤等方剂；肾作为肺的子脏，着眼于补肾益精以保护肺脏，通常选择左归丸或右归丸等方剂，强调阴中求阳、阳中求阴的平衡。毒素分为有形和无形两类，有形乃指肺叶肿物等可见病变；无形则包括痰湿、气滞、瘀血等病理产物。治疗方面主张活血化瘀，临床上常使用补阳还五汤或者桃红四物汤等方剂；肝主条达，畅气机，主疏泄，易受七情影响，肺癌患者情绪多为抑郁、焦虑，往往伴见肝郁气结，可选用四逆散或柴胡疏肝散为主方。用药时宜选择温和的药物，以平补为主，重在不伤阳、不助热。味甘、淡，善于入脾的药物，如茯苓、山药、白术可益气健脾；味甘、咸，善于入肾的药物，如莲子、芡实、枸杞子可滋补肾阴。解毒药物以平缓攻势为主，因为植物类抗肿瘤药性质轻柔而经常使用，而虫类药物多剧毒，攻击力强，实验证明虫类药物含有异体蛋白，易致过敏，对肝肾有损害。朴教授强调，必

须及时更换或停用蜈蚣、三棱、水蛭等破血逐瘀类药物，以免过度溶解血瘀导致出血；甘遂、大戟等强烈利水的药物要慎用，通常以葶苈子、大枣等取而代之，促使湿气排出。严格控制组方药物数量，一般12 ~ 20味为宜，药物的总量不超过30g。持续性、周期性的用药是确保疗效的前提，及时调整方剂是减轻毒性、增强疗效的关键，可以改善新出现的症状，提高机体对药物的敏感性，加速药物在体内的代谢循环。

四、国医大师晁恩祥教授辨治肺癌经验

晁教授强调以养阴益气作为主要治疗原则，特别是在肺癌术后、放化疗或靶向治疗后，患者往往呈现气阴耗伤、肺脾亏虚的状况。基于这一理念，拟"养阴益气方"含太子参、麦冬、五味子、黄精、山茱萸，并根据具体临床症状相应加减，如在术后乏力、食欲不振的情况下，可添加黄芪、当归、鸡血藤等药物；对于放疗引起的放射性肺损伤和并发的肺部感染，可以选用薏苡仁、桔梗、黄芩、芦根、冬瓜仁、鱼腥草等药物治疗。他强调，用药不追求超大剂量，也不倾向于选择稀有贵重的药材，方剂中的药物均为常用品。尽管这些方剂看似平淡，但在实际应用中显示出卓越的效果，这与其平和的药性、徐缓的治疗节奏有关。晁教授特别强调"证症结合""直捣病所"的治疗策略，根据患者的具体症状加用相应的药物，进行个性化治疗。例如，对于术后胸部疼痛的情况，他采用川芎、丹参、鸡血藤等活血化瘀止痛，同时加入桂枝、薤白宣阳通闭止痛，常常搭配延胡索等药物以取得良好的止痛效果。在失眠症状的治疗中，他选择养血安神的药物，如炒枣仁、生龙骨、生牡蛎等。他还注重患者个体差异，以提高治疗的精准性。

五、国医大师周仲瑛教授辨治肺癌经验

周教授提出的"癌毒学说"系统地阐述了癌症形成的机制，他将"癌毒"视为恶性肿瘤发生发展的特异致病因素。他总结了肺癌

的五大病理因素，包括毒、痰、瘀、热、虚，强调病性为本虚标实，标实主要涉及痰浊、瘀血、郁热和癌毒，而本虚则主要体现为气阴两虚的病理特点。"癌毒"留结于肺部导致肺气郁滞、津液输布不利，形成痰、瘀，最终"癌毒"与痰、瘀搏结，形成肿块。郁久化热，邪毒损害正气，导致疾病由实转虚。尽管肺癌的病位主要在肺，但其形成却与全身脏腑、气血失调有紧密关联，"癌毒"后期可走注全身，涉及五脏。治疗时，周教授强调"祛毒即是扶正""邪不去，正必伤"，将抗癌祛毒的方法贯穿于整个辨证论治过程。他明确提出中医辨治肿瘤的十法，包括搜风剔毒法、清火败毒法、理气解郁法、化痰祛瘀法、攻毒消癥法、润燥软坚法、助阳消阴法、化湿泄浊法、益气养阴（血）法、健脾和胃法。他还总结了肺癌治疗的十二条要旨，强调辨证与辨病相结合、扶正与祛邪相兼顾、局部与整体相统一等原则。他建议在治疗过程中善用虫类药物抗癌解毒，时时顾护胃气。提倡治疗方法应灵活变通，组合有序，重视个体化的治疗策略。

第五节 肺癌的中医外治法

一、中药外治

中药外治通过将药物直接施用于体表的方式，促进有效成分透皮吸收，提高局部药物浓度，达到治疗效果。在处理肺癌引起的局部症状，如癌痛和胸水等方面，中药外治法展现出明显优势。癌痛是晚期肺癌的常见症状，西医治疗采用三阶梯镇痛原则，但仍有部分患者难以有效控制癌痛，甚至会因止痛药量增加出现药物耐药性、不良反应和成瘾性等问题。相比之下，中药外用能有效缓解癌痛，减少阿片类药物的使用，减轻患者焦虑情绪，提高睡眠质量。蟾蜍、川乌等毒性中药在止痛方面功效明显，但口服后中毒风险极大，限制了其临床应用。改变给药途径，采用体表外用方式可降低口服用药中毒风险，提高安全性，充分发挥其止痛作用。

在控制肺癌恶性胸水方面，中药外治是不错的选择。使用葶苈子、芫花、甘遂、桂枝、茯苓、大戟、白芥子等中药粉，与白醋调配后外敷，联合胸腔顺铂化疗，能减少化疗后不良反应的发生，显著提高患者的免疫力，对于癌性胸水后续治疗和提高生活质量有积极作用。此外，在肺癌咳嗽、化疗相关神经毒性及放射性皮损等方面亦有中药外治法的临床研究。

要想提高中药外治疗效，就要求医者充分掌握局部病变特点，选择合适的剂型、给药部位和合理的用药方法。例如，化疗后出现手足综合征，取温水和中药洗剂浸泡患处，利用温热舒张毛孔的作用，促进药物渗透；咳嗽或便秘患者，可将中药贴剂外敷，与中医穴位理论相结合，同时刺激穴位，并发挥药物的局部作用。随着现代制备工艺的发展，凝胶剂、乳剂等多种新型透皮剂型在中药外治中得到更广泛应用，这势必提升中药外治疗效。

二、针灸疗法

针灸是针法和灸法的总称，是中医以针刺艾灸防治疾病的方法，通过刺激体表穴位并借由全身经络传导来调整气血和脏腑功能。当前肺癌治疗临床研究中，针灸的关注点主要集中在改善临床症状，包括减轻抗肿瘤治疗引起的不良反应、改善肺癌患者疼痛及疲劳乏力等症状。

化疗相关恶心呕吐的发生率高达90%，严重影响患者的生活质量。艾灸与针刺等以穴位刺激为基础的外治法已被证实对减轻肺癌患者因化疗引起的恶心呕吐有积极作用。一项针对针刺时间窗的研究指出，化疗前30分钟进行足三里、内关、中脘等穴位针刺能降低肺癌患者化疗引起的恶心呕吐发生率，其疗效明显优于化疗后针刺，该研究为科学选择针刺时机提供了依据。

此外，一些研究发现，应用针灸、穴位注射等治疗方法，能够有效缓解肺癌患者化疗后引起的呃逆症状，起到标本兼治的效果。这种治疗方式不仅能迅速停止患者呃逆，还能实现速效和长效的结合。这些研究成果为针灸在肺癌治疗中的应用提供了有力的支持，并为临床实践提供了可行的治疗方案。

三、导引疗法

中医导引是指通过肢体运动、呼吸运动及自我按摩相结合，旨在并练身心、兼修内外、调和气血、防治疾病、延年益寿的传统养生方法，包含六字诀、八段锦和太极拳等。导引有助于促进肺癌术后康复和缓解抗肿瘤治疗后的疲乏不适。肺癌术后患者常伴见呼吸功能损伤，导引功法可通过控制特定呼吸运动节律改善患者肺功能，肺癌术后进行长达3个月的八段锦锻炼已被证实能有效减轻患者呼吸困难程度及提高患者生活质量。除此之外，一项涵盖8篇文献涉及643例患者的Meta分析结果显示，太极拳训练在改善肺癌患者癌因性疲乏方面具备显著效果。太极拳动作平缓流畅，强调身体的协调性和柔韧性，对肺癌患者抗肿瘤治疗后出现的精神疲倦、肢体乏力具有积极的影响。目前相关领域临床研究较少，肺癌治疗中导引功法的长期积极作用，仍需更多观察与深入研究。导引的应用需要制订个体化的策略，从而制订合适的康复计划。

四、音乐疗法

立足于中医脏腑理论，五行音乐疗法是通过乐律的调节作用影响人体的气机，进而改善心理状态的治疗手段。新确诊肺癌的患者往往存在抑郁与恐惧等不良情绪，研究表明，五行音乐疗法能够有效舒缓此类患者的负面情绪，提高患者的生活质量。然而，现阶段五行音乐疗法相关临床研究尚缺乏专业医师与音乐治疗师的参与，故目前关于肺癌五行音乐疗法的临床研究证据相对不足。

第六节　中医支持治疗病案

一、化学治疗后中医支持治疗

（一）病案一

叶某，男，60岁。

患者2017年3月2日胸部增强CT检查显示左上肺周围型肺癌，左肺上叶多发小结节，考虑转移。2017年3月13日行无痛电子支气管镜检查取肿物，病理（左上肺肿物）结果提示符合鳞状细胞癌，于外院行两程的TP方案化疗，因反应太大，拒绝再行化疗，后至我院门诊行中药治疗。

既往史：平素健康状况一般；无传染病史；有慢性病史，患慢性胃炎20年。

初诊：精神一般，咳嗽，伴咳痰，无胸闷、胸痛、盗汗，无发热恶寒、气急、咯血，痰黏稠、色白、量多，无恶心呕吐，胃纳可，眠一般，二便调。自发病以来，患者体重减轻约1kg。舌质淡红，苔薄白，脉濡滑。

诊断：肺癌。

证型：肺脾气虚证。

治法：健脾补肺，益气化痰。

处方：六君子汤加减。

黄芪15g　　党参15g　白术10g　茯苓10g

法半夏10g　陈皮10g　桔梗10g　薏苡仁20g

浙贝母10g　杏仁10g

二诊：患者咳嗽咳痰好转，胃部偶有不适，无头晕头痛、恶心欲吐，无胸闷胸痛、发热恶寒、咯血，眠一般，二便正常。舌质淡红，苔薄白，脉濡滑。故加救必应30g清热利湿和胃，莱菔子10g和胃消痞。

三诊：咳嗽咳痰再次加重，为白色黏液痰，偶有咯血、左侧胸痛、头痛，伴盗汗、胸闷、气促，无头晕、恶心欲吐、无胸闷胸痛、发热恶寒、咯血，纳眠一般，二便正常。舌质淡红，苔薄黄稍腻，脉沉滑。考虑肺脾气虚，痰瘀阻滞，在原方基础上去陈皮、杏仁，加生南星10g，仙鹤草20g，三七10g，化痰解毒，祛瘀散结。

按语：肺癌之病，病多由痰，古今多数医家都认为"痰"为导致"癌病"形成的关键因素。痰从何来？脾不运化，痰饮而生。如朱丹溪《局方发挥》所述："自气成积，自积成痰。"《丹溪心法》说道："痰之为物，随气升降，无处不到……凡人身上中下有块者，多是痰。"脾运化功能失司，脾不升清，影响全身脏腑、经络之气机，百病随之而生，故中医中有"怪病皆由痰作祟"之说。该患者主症为咳嗽咳痰甚，病位主要在肺，治疗当固摄本源兼涤肺中之痰，以攻散毒邪，遂予"六君子汤"加减。六君子汤以四君子汤加陈皮、半夏而成，以益气健脾之品配伍燥湿化痰之药，补泻兼施，标本兼治。方中以四君子汤益气健脾，脾气健运则气行湿化，以杜生痰之源，重用白术，较四君子汤燥湿化痰之力益胜；半夏辛温而燥，为化湿痰之要药，并善降逆和胃止呕；陈皮既可调理气机以除胸脘痞闷，又能止呕以降胃气，还能燥湿化痰以消湿聚之痰，所谓"气顺而痰消"。佐以桔梗、薏苡仁清热利湿解毒，浙贝母、杏仁清肺止咳。7剂后患者二诊时咳嗽咳痰好转，又见胃部不适，加救必应30g清热利湿和胃，莱菔子10g和胃消痞。三诊咳嗽咳痰再次加重，为白色黏液痰，偶有咯血、左侧胸痛、头痛，伴盗汗、胸闷、气促，舌质淡红，苔薄黄稍腻，脉沉滑。考虑癌瘤作祟，痰瘀阻滞，在原方基础上去陈皮、杏仁，加生南星10g，仙鹤草20g，三七10g，化痰解毒，祛瘀散结。后续继续在原方基础上加减，连续服药3个月后，咳嗽咳痰较前明显减轻，后进一步接受现代治疗。

（二）病案二

刘某，女，55岁。

患者2017年1月无明显诱因出现反复咳嗽，偶有咳少量白稀痰，无发热恶寒，无恶心呕吐，无胸闷胸痛等症状。当时未予重视，于2017年3月上述症状加重，伴咯血，外院行胸部CT显示右下肺肿块，大小为58mm×54mm，边界欠清，右下肺门可见大小约27mm×21mm肿大淋巴结，考虑为右下肺癌并右下肺门淋巴结转移。患者于2017年4月1日行CT引导下经皮肺穿刺活检术，术后病理提示病变符合淋巴上皮瘤样癌。2017年7月15日开始予GP方案化疗4程，化疗过程顺利，两周期化疗后疗效评价为PR，后出现骨髓抑制，予升白、升血小板等对症治疗，于2017年11月3日予吉西他滨单药化疗，2017年11月27日行姑息放疗。VMAT：1程 6MV-X，DT PTV60GY/30F PTVnd60GY/30F。

既往史：平素健康状况较差；有慢性病史，患高血压多年，自服药物控制，血压控制尚可；无输血史；预防接种史不详；有手术史，30多年前因多囊肾于外院行右肾切除术，6年前因"子宫肌瘤"行全子宫切除术。无外伤史，否认药物、食物过敏史。

初诊：神志清，精神可，间有咳嗽，咳少量白稀痰，夜间尤甚，口干咽燥，无气促、咯血，无恶寒发热、心慌心悸、恶心呕吐，胃纳尚可，睡眠一般，二便正常。自发病以来，患者体重下降9kg。舌质淡红，苔薄白，脉沉滑。

诊断：肺癌。

证型：气阴两虚证。

治法：补益气阴。

处方：沙参麦门冬汤加减。

黄芪10g　沙参15g　　麦冬10g　百合10g

玄参10g　浙贝母10g　杏仁10g　半枝莲10g

白花蛇舌草10g

二诊：患者咳嗽咳痰减少，痰色黄，仍有口干咽燥，无头晕头痛、恶心欲吐，无胸闷胸痛、发热恶寒、咯血，眠一般，二便正常。舌质淡红，苔薄黄，脉沉滑。考虑患者痰郁化热，故加黄芩10g清热利湿，沙参加量至20g。

三诊：患者口干咽燥较前减轻，兼有汗出，偶有咳嗽，无头晕头痛、恶心欲吐，无胸闷胸痛、发热恶寒、咯血，纳眠一般，二便正常。舌质淡红，苔薄黄稍腻，脉沉滑。考虑邪去正虚，在原方基础上去半枝莲、玄参、黄芩，黄芪加量至30g，加浮小麦10g益气固表止汗。

按语： 肺主气，以气为用，以阴为本。诸邪犯肺，先伤气阴，肺病以通调肺之气阴为根本。临证时肺癌常以气阴两虚并见为主，方中重用黄芪，味甘微温，入脾、肺经，补中益气，沙参、麦冬、百合均味甘柔润，入肺经，甘寒养阴，善于养肺阴，清肺热。其中沙参、麦冬益肺养阴，兼清虚火，是为要药。《本草汇言》云："沙参……治一切阴虚火炎……逆气不降，清气不升。"同时，肺气以降为顺，杏仁、浙贝母苦降，长于降泄上逆之肺气，兼能宣发壅闭之肺气。佐以半枝莲、白花蛇舌草清热解毒之品。全方治以扶正祛邪，扶正以益气养阴为主，祛邪以活血化痰、清热解毒为主。基于肺癌病机总属本虚标实，临证据其虚实夹杂之偏颇，灵活应用，各有侧重。不可过用攻伐，大剂攻伐则反致正虚益甚，使邪毒愈盛，痰瘀益重，适得其反。患者初诊时气阴两虚症状明显，是以7剂后出现咳痰色黄，考虑痰郁化热，故加黄芩清热利湿，沙参加量。继续服用7剂后，患者咳痰减少，口干咽燥症状较前明显减轻，但新发汗出，考虑邪去正虚，在原方基础上去清热大寒之品半枝莲、玄参、黄芩，加用浮小麦，黄芪加量，益气固表止汗。后续继续在原方基础上加减，连续服药2个月后，患者咳嗽症状减轻，纳寐可，二便调。

（三）病案三

陈某，男，75岁。

患者于2017年无明显诱因出现咳嗽、咳痰，伴气促，遂至中山市某医院住院治疗，胸部CT示双下肺炎症；右肺尖圆形结节，性质待定；双肺气肿。诊断为慢性阻塞性肺病，伴有急性下呼吸道感染；右肺尖结节。经对症治疗后症状好转出院，出院后规律门诊复查。2017年1月9日复查胸部CT示右肺结节较前增大，怀疑肺癌，遂至广州某医院就诊，查PET/CT示右肺癌伴胸膜转移及双肺门、纵隔淋巴结转移。遂于2017年11月7日至中山市某医院住院治疗，2017年11月9日行经皮肺穿刺活检术，病理（右肺）结果示非小细胞癌。基因分析提示EGFR为阴性。根据检查结果，考虑右上肺癌并右侧胸膜转移。2018年3月27日至2018年5月11日行容积调强放疗。PTV：6000cGY/30F/42d。2018年6月12日、2018年7月8日开始在本院行AP方案化疗2程：培美曲塞+奈达铂。后于2018年8月2日、2018年9月5日行PC方案化疗2程：培美曲塞+顺铂。2程化疗后疗效评价为SD。2018年10月2日、2018年10月27日开始行单药培美曲塞化疗。2018年11月27日行经皮穿刺肺肿瘤微波消融术，2018年12月3日起行单药培美曲塞维持性化疗3程，末次化疗时间为2019年3月5日。

既往史：有6年糖尿病、高血压病史，有手术史、外伤史，约12年前因外伤致左侧锁骨骨折，行骨折固定术治疗；2017年因车轮碾压致左足跖骨骨折。否认有药物食物过敏史。

初诊：精神可，干咳痰少质黏，烦躁，无咯血，无发热恶寒，无胸闷胸痛，无腹痛腹泻，无恶心呕吐，胃纳可，眠差，二便调。近期体重增减不详。舌质红，苔少，脉沉数。

诊断：肺癌。

证型：肺阴虚证。

治法：滋补肺阴。

处方：麦味地黄汤加减。

麦冬15g　　熟地黄10g　牡丹皮10g　山茱萸10g

五味子10g　知母10g　　浙贝母10g　瓜蒌皮10g

夏枯草10g

二诊：患者咳嗽稍减少，烦躁较前减轻，偶有口苦，无头晕头痛、恶心欲吐，无胸闷胸痛、发热恶寒、咯血，眠一般，小便黄，大便可。舌质红，苔薄黄，脉沉数。遂在原方基础上加栀子5g，车前草10g，清热泻火利尿。

三诊：患者咳嗽次数减少，痰少易咳出，烦躁消失，偶有疲乏，无头晕头痛、恶心欲吐，无胸闷胸痛、发热恶寒、咯血，纳眠一般，二便正常。舌质红，苔少，脉沉。考虑患者热象较前减轻，遂减夏枯草、车前子，加少许黄芪益气健脾。

按语："麦味地黄丸"是六味地黄丸加麦冬、五味子而成。功效滋阴敛肺纳肾。主治肺肾阴虚，或咳或喘，或潮热盗汗，梦遗滑精等。陈士铎在《辨证录》中说："六味治肾，更加麦冬、五味以治肺者，非止清肺金之火也，盖补肺以助肾水之源，肺旺而肾更有生气矣。肾水旺，足以制下焦之火，下焦之火不动，而上中二焦之火乌能兴焰哉！"李用粹在《证治汇补》中称，六味地黄丸"加门冬、五味，名凉八味丸，能保肺滋肾"。又说："地黄汤，治肾虚火症，用此壮水之主以制阳光。上渴足冷者，方中加肉桂、五味子；上渴足暖者，加麦冬、五味。"中医治疗肺癌尤为注意患者舌象，观察舌质可验其正之阴阳虚实，察舌苔即知其邪之寒热浅深，再看其润燥，以验其津液之盈亏。临床上肺阴虚肺癌患者往往苔少或有裂纹，舌质偏红或红。患者初诊时干咳痰少质黏为甚，兼有烦躁，结合舌脉是典型的肺阴虚证，处方佐以瓜蒌皮、夏枯草清热化痰解毒。肺阴虚型肺癌治则应以养阴和清热并行。二诊患者热象仍较明显，烦躁改善不明显，加栀子、车前草清热泻火，7剂后患者烦躁消。三诊时精神状态较前明显好转，考虑热象较前减轻，应加以扶正，加少量黄芪少少予气。后续继续加减，连续服药3个月后，患者现已无明显的咳嗽症状。值得一提的是，在临床中用此方若见食欲差、大便溏薄者，则不用生地黄、山茱萸一类滋腻碍胃药物，以免更碍脾胃运化功能，而用沙参、麦冬、石斛一类轻清养阴生津药物，保护脾胃运化功能。

（四）病案四

杨某，男，59岁。

患者于2020年3月上旬无明显诱因出现阵发性头痛，以右侧为主，伴头晕、血压升高，无视物旋转，偶有咳嗽，曾在当地医院治疗，效果欠佳。2020年4月15日，本院CT检查考虑左肺上叶肺癌并左侧小脑半球转移。2020年4月22日行CT引导下经皮肺穿刺活检术，病理（左上肺穿刺组织）检查提示符合腺癌。血液EGFR（－）。考虑影响患者生活质量主要为脑转移瘤所致，患者及家属拒绝转科，行姑息放疗，于2020年5月26日起在我院行贝伐珠单抗+培美曲塞+卡铂针方案化疗5程，2程疗效评价为PR，4程为SD，化疗过程顺利，病情好转出院。末次化疗时间为2020年9月5日。

既往史：2020年3月发现高血压。

初诊：患者神清，精神可，左侧胸部刺痛，偶有咳嗽，痰少质稀，间有头痛，无恶寒发热，无恶心呕吐，无胸闷心悸，无腹胀腹痛，纳眠可，大小便正常。近来体重无明显变化。舌质暗，苔薄白，脉沉滑。

诊断：肺癌。

证型：气滞血瘀证。

治法：行气破血。

处方：桃红四物汤加减。

当归15g　　赤芍10g　　桃仁10g　　红花10g

仙鹤草10g　薏苡仁10g　夏枯草10g　延胡索10g

浙贝母10g　莪术10g

二诊：患者胸痛减轻，仍有头痛，无恶寒发热，无恶心呕吐，无胸闷心悸，无腹胀腹痛，纳可。睡眠一般，大小便正常。舌质暗，苔薄白，脉沉滑。遂在原方基础上去薏苡仁、夏枯草，加石菖蒲10g，地龙5g，通经活络开窍。

三诊：7剂后患者头痛稍缓解，胸痛症状较前明显减轻，无头晕头痛，无恶寒发热，无恶心呕吐，无胸闷心悸，无腹胀腹痛，纳可。寐一般，大小便正常。舌质暗，苔薄白，脉沉滑。继续固守原方，再服7剂，患者头痛症状减轻。

按语：本案例中患者初诊有明显的胸部刺痛，以刺痛为主，间有头痛，可见有瘀滞的表现，因此采用"桃红四物汤"加减，桃红四物汤在四物汤的基础上加用桃仁、红花2味药，增强了活血化瘀的功效，具有补血而不滞血、和血而不伤血的特点。在此基础上，加用仙鹤草清热解毒，薏苡仁、夏枯草化痰散结，浙贝母止咳，佐以延胡索、莪术加强行气活血之力。气滞血瘀型肺癌病机总属本虚标实，正气虚损是本病发病的内在因素，湿热、痰浊、毒邪是促成气滞血瘀的病理因素。本案例主要是体内癌毒瘀滞，瘀血既成，又进一步影响人体气血和脏腑功能，加重癌瘤局部经脉瘀塞不通、脏腑癥结，从而引起疼痛、出血等。

在临床中若肺癌瘀结深重，可用走窜之虫类药散滞结，如蜈蚣、地龙。《医学衷中参西录》云："蜈蚣……走窜之力最速，内而脏腑，外而经络，凡气血凝聚之处，皆能开之。性有微毒，而转善解毒，凡一切疮疡诸毒皆能消之。"近年来研究表明，蜈蚣对多种肿瘤具有抑制作用，可抑制肿瘤细胞增殖、诱导细胞凋亡、阻滞或者干扰细胞周期、增强机体免疫功能、抑制新生血管生成等。若胸痛明显，加理气活血、通络止痛之香附、郁金、延胡索之类。反复咯血，宜化瘀止血，加蒲黄炭、三七、藕节、仙鹤草，适当减去桃仁、红花、川芎、赤芍等活血动血之品。发热、口干、舌燥者，加沙参、天花粉、生地黄、玄参、知母，以清热养阴，生津润燥。食少、乏力、气短者，加党参、白术以健脾益气。但总的来说，治疗不可过用攻伐，大剂攻伐则反致正虚益甚，邪毒愈盛，瘀滞益重，适得其反。

（五）病案五

卢某，男，59岁。

患者于2021年12月无明显诱因出现咳嗽、咳痰，痰白稀、量多、易咳出，至我院门诊行CT检查怀疑肺癌并多发转移瘤，建议行胸部CT增强扫描。2021年12月24日超声引导下行右侧锁骨上窝淋巴结穿刺活检术，术后病理－免疫组化（右锁骨上窝淋巴结）显示符合小细胞癌。排除化疗禁忌证，于2021年12月29日起行EP方案化疗5程（依托泊苷注射液+顺铂）。末次化疗时间为2022年4月17日。

既往史：高血压病史多年，冠心病史6年余，曾行心脏经皮冠状动脉介入治疗术。曾被诊断为慢性粒细胞白血病，现规律服用甲磺酸伊马替尼胶囊，每次400mg，每日一次。有手术史，曾于中山市某医院行骨折内固定术，自诉曾行甲状腺切除术，双下肢曾有骨折外伤史。

初诊：患者精神一般，咳嗽咳痰，痰黄，量多，易咳出，右颈部及右胁肋部疼痛，腹胀不适，无汗出，无腹泻，无恶心呕吐，无恶寒发热，无胸闷气促，无头晕头痛，纳眠可，二便调。近期体重无明显减轻。舌淡红，苔薄黄，脉滑数。

诊断：肺癌。

证型：痰热阻肺证。

治法：清热化痰，祛湿散结。

处方：二陈汤加减。

法半夏10g　陈皮15g　　茯苓10g　白术10g

党参10g　　薏苡仁10g　杏仁10g　瓜蒌10g

黄芩10g　　苇茎10g　　荞麦10g　鱼腥草10g

半枝莲10g　白花蛇舌草10g

二诊：患者精神一般，咳嗽咳痰减少，右颈部及右胁肋部疼痛稍缓解，仍有腹胀不适，无汗出，无腹泻，无恶心呕吐，无恶寒发热，无胸闷气促，无头晕头痛，纳眠可，二便调。舌淡红，苔薄黄，脉滑数。遂在原方基础上加枳实10g行气消胀。

三诊：7剂后患者精神一般，痰色变为黄白，右颈部及右胁肋部疼痛缓解，腹胀不适稍缓解，无汗出，无腹泻，无恶心呕吐，无恶寒发热，无胸闷气促，无头晕头痛，纳眠可，小便可，大便溏。在原方基础上减半枝莲、鱼腥草、苇茎，加莱菔子顾护脾胃。

服药1个月，患者咳痰色白，右颈部及右胁肋部少许疼痛，腹胀缓解，大便正常。

按语： 中医学认为，百病皆由痰作祟，朱丹溪谓："痰之为物，随气升降，无处不到。"痰热互结，阻塞肺络，或痰饮泛滥，悬于胸中，出现咳嗽痰血，发热胸痛，心悸短气，甚则喘息抬肩、颈项壅肿等症状。二陈汤首载于宋代《太平惠民和剂局方》，被称为临床上治痰之通剂。《张氏医通》云："此方本内经半夏汤及金匮小半夏汤、小半夏加茯苓汤等方而立。"本案证属痰热阻肺，以二陈汤为基础治疗。方中以半夏为君药，辛温、性燥，可燥湿化痰，降逆和胃，消痞除滞；陈皮理气行滞，燥湿化痰而作为臣药，且此药辛苦温燥，恰治湿痰之意，君臣相配，增强燥湿化痰之效，脾为生痰之源，茯苓味甘淡，可渗湿健脾，半夏与茯苓合用，燥湿化痰与渗利水湿相合，体现了湿化痰消之意；佐以党参、白术健脾益气，助君药燥湿化痰，黄芩、瓜蒌、苇茎、鱼腥草清肺化痰，杏仁、荞麦止咳平喘，半枝莲、白花蛇舌草清热解毒散结。诸药合用，共奏清热化痰、祛湿散结之功。在临证加减中，肺有"肺为娇脏，不耐寒热，喜润恶燥"的特点，益气不宜过于甘温，养阴不宜过于滋腻，清热利湿解毒不宜过于苦寒，活血化瘀又不宜过于峻猛。气短乏力者，加黄芪、党参；胸痛、舌质紫暗有瘀斑者，加红花、桃仁、川芎、丹参等；痰中带血者，加蒲黄炭、藕节炭、仙鹤草；伴胸水者，加葶苈子；痰多者，加生南星；低热者，加银柴胡、地骨皮；高热者，加生石膏。

二、免疫治疗后中医支持治疗

（一）病案一

蔡某，男，79岁。

患者于2020年6月诊断为肺癌，2021年3月3日行立体定向引导下脑肿瘤切除术，术后病理（脑肿瘤）结合免疫组化及形态学改变，显示符合低分化癌（提示肺来源可能性大）。病理免疫组化结果：PDL-1（TPS 80%+），PDL-1（-）。驱动基因阴性。术后好转出院。考虑患者为晚期肺癌，需行全身治疗以控制病情，排除禁忌证后，于2021年4月30日起行信迪利单抗注射液（每次200mg，静脉滴注，每21天一次）免疫治疗+单药培美曲塞二钠（0.5g）0.6g（静脉注射，d1，每21天一次）方案化疗。末次治疗时间为2022年11月22日，共行19程治疗。

既往史：平素健康状况较差，既往有高血压、糖尿病、继发性肺结核病史。

初诊：患者神清，精神一般，面色萎黄，唇甲淡白，偶有咳嗽咳痰，痰白量少，无头晕头痛、恶心欲吐、胸闷胸痛、发热恶寒、咯血等症，纳眠一般，二便正常。近期患者体重无明显变化。

诊断：肺癌。

证型：气血虚弱证。

治法：补益气血。

处方：归脾汤加减。

黄芪30g	龙眼肉15g	白术10g	茯苓10g
木香10g	生姜10g	大枣10g	党参10g
射干10g	浙贝母10g	甘草10g	仙鹤草30g

二诊：患者面色较前红润，胃纳差，偶有咳嗽咳痰，痰白量少，无头晕头痛、恶心欲吐，无胸闷胸痛、发热恶寒、咯血，眠一般，二便正常。故加鸡内金10g，莱菔子10g，和胃消食。

三诊：患者精神好转，面色稍萎黄，偶有咳嗽咳痰，咳黄痰，无头晕头痛、恶心欲吐，无胸闷胸痛、发热恶寒、咯血，纳眠一般，二便正常。加黄芩、枇杷叶清热化痰。

四诊：患者面色较前明显好转，唇甲淡白转为红润，咳嗽咳痰较前减轻。后续继续在原方基础上加减，连续服药2个月后，诸症消除。

按语：《黄帝内经》指出"人之所有者，血与气耳"，气与血是构成人体的物质基础，更是维持机体脏腑正常功能的"原料"，气血耗伤，正气必虚。正气在平衡状态中起主导作用，致使肿瘤患者正气虚损的原因有两方面，其一是癌毒伤正，癌毒是在体内外多种致病因素诱导下，导致瘀血、痰湿、热毒等病理产物相互搏结凝聚而成的，暗耗人体精血，导致正气损耗逐渐加重。正气虚可致细胞分化障碍和肿瘤细胞免疫逃逸，这些都会导致肿瘤的发生和发展。此外，相关研究证明，补虚药能增强机体免疫力。随着现代免疫学的发展，扶正培本治疗作用机制进一步得到阐明，研究集中在NK细胞、LAK细胞、T细胞亚群、IL-2等方面。免疫治疗通过增强机体的免疫力，加强免疫细胞对肿瘤细胞的识别和清除能力。当气血虚弱时，机体免疫力也会随之降低，免疫治疗的疗效也会降低，此时需补益气血，增强机体免疫力，才能更好地发挥免疫治疗的疗效。

本例患者面色萎黄，唇甲淡白，结合舌脉，四诊合参，辨证为气血虚弱证。治以补益气血为法，方拟归脾汤加减。黄芪、党参益气生血，白术、茯苓健脾益气，生姜、大枣调和脾胃，木香行气防滋腻，仙鹤草活血补虚，射干、浙贝母化痰止咳。二诊时患者面色较前红润，胃纳差，故加鸡内金10g，莱菔子10g，和胃消食。三诊时患者精神好转，咳黄痰，故加黄芩、枇杷叶清热化痰。

（二）病案二

任某，男，53岁。

患者于2021年9月无明显诱因出现咳嗽、咳痰，无胸闷、胸痛、发热恶寒、气急、咯血等症，当时在家自行服药，症状尚可缓解，但病情时有反复。2021年10月19日因咳嗽加重到中山市某医院就诊，行胸部CT检查示左上肺占位，考虑周围型肺癌可能性大。2021年10月27日行CT引导下经皮肺穿刺活检术，术后病理（肺）示上皮来源恶性肿瘤，待免疫组化进一步确诊。免疫组化结果示PDL-1（TPS 60%），肺鳞状细胞癌（中分化）。排除禁忌证后，于2021年11月2日开始予替雷利珠单抗免疫治疗，2021年11月3日开始予以TP方案（白蛋白结合型紫杉醇400mg d1，卡铂600mg d1，每21天一次）化疗1程，经治疗后患者病情好转出院。于2022年11月13日、2022年12月27日、2023年1月29日行替雷利珠单抗注射液200mg d1，静脉滴注，每21天一次，免疫治疗。既往高血压病史，血压控制尚可。

一诊：患者精神一般，稍显疲乏，咳嗽，咳痰，痰白量少，易咳出，恶心欲吐，时腹胀，腹部隐痛不适，稍有腰酸不适，胃纳一般，二便调，眠一般。舌质淡红，苔薄白，脉沉细。

诊断：肺癌。

证型：脾肾亏虚证。

治法：健脾补肾，扶正固本。

处方：六君子汤合六味地黄丸加减。

党参30g	茯苓20g	白术15g	黄芪30g
法半夏10g	熟地黄20g	山茱萸15g	肉豆蔻10g
射干10g	桑白皮10g	莱菔子10g	甘草10g

7剂，日1剂，水煎服。

二诊：患者恶心欲呕缓解，腹痛减轻，少许腹胀，纳差，大便质稀，咳嗽咳痰好转，去桑白皮，加厚朴、鸡内金。

三诊：腹胀腹痛缓解，胃纳改善，加仙鹤草活血补虚。

经定期中医药治疗后，定期复查CT提示病灶稳定，较前相仿，状态良好，病情稳定至今。

按语：本案例为高龄晚期肺癌患者，就诊时以骨髓抑制、疲乏、恶心欲吐、时腹胀、腹部隐痛不适、胃纳差等为主要表现。四诊合参，证属脾肾亏虚。患者因抗肿瘤治疗和癌毒而损伤脾肾，脾运化而成之谷气及肾精化生之元气不足，正气难复，平衡未能恢复，以致病情进展。脾胃亏虚，运化失常，水谷不化，成痰成饮，积于胃中，痰饮中阻，故见纳差、腹胀，痰饮上逆，发为呕吐。脾肾亏虚，气血不足，脏腑失养，不荣则痛，故见腹部隐痛。治疗以健脾补肾，扶正固本，方以六君子汤合六味地黄丸加减。一诊时患者疲乏，加黄芪以益气补虚。二诊时患者恶心欲呕缓解，腹痛减轻，少许腹胀，纳差、大便质稀，咳嗽咳痰好转，去桑白皮，加厚朴、鸡内金。三诊时腹胀腹痛缓解，胃纳改善，加仙鹤草活血补虚。六君子汤健脾利湿，六味地黄丸益肾补虚，健脾使谷气旺，益肾使元气盛，正气得复，制衡邪气，以达正邪平衡的目的。经治疗后，患者症状明显好转，后继续辨证扶正以稳固正邪平衡，定期复查提示病灶稳定，患者生活质量高，至今"带瘤生存"。

晚期肿瘤的治疗要点是紧跟时代、遵循指南、规范治疗、避免"过用"。西医在晚期肿瘤治疗中有着不可替代的地位，其主要是"祛邪"，即杀灭肿瘤细胞和缩小病灶；中医治疗主要以扶正为主，扶正是中医治疗特有的优势，晚期肿瘤患者的正气无时无刻不在消耗，无论是肿瘤本身还是西医治疗都会消耗正气，邪正的天平会逐渐往邪气的方向倾斜，故在运用西医规范治疗的同时，配合中医药的扶正固本法可使正气与邪气达到相对平衡状态，使患者的癌肿得到控制，能够保持较好的体力状态，获得良好的生存质量，并能延长生存时间，这就是中医学的"带瘤生存"。

（三）病案三

吴某，男，58岁。

患者2021年6月发现左锁骨上肿物，无伴胸痛，无胸闷、发热恶寒、气急、咯血、咳嗽、咳痰等症。2021年9月1日CT显示左腋窝淋巴结、左锁骨上窝淋巴结、左肺门及纵隔多发淋巴结转移；双肺多发结节或肿块，部分伴空洞形成，考虑为恶性病变，累及局部胸膜。2021年9月2日MRI结果：①结合CT及病理，符合左侧颈部、左上纵隔及肺门多发淋巴结转移瘤；左侧胸膜转移。②脑部MR平扫及增强检查未见明确异常。2021年9月2日病理（左颈部淋巴结）结果：结合组织学形态及免疫组化结果，考虑为低分化腺癌，肺腺癌可能性大。免疫组化：PD-L1（TPS 90%+）。驱动基因检测结果为阴性。于2021年9月10日、2021年10月1日行免疫联合化疗：信迪利单抗注射液+培美曲塞二钠针0.82g+顺铂注射液30mg。末次入院患者出现肝功能异常，考虑为免疫相关性药物性肝损伤，暂未行免疫治疗，于2021年11月10日行化疗：培美曲塞二钠针0.82g+卡铂注射液450mg。2021年12月10日行免疫联合化疗：信迪利单抗+培美曲塞+卡铂。2022年1月19日起行信迪利单抗+培美曲塞维持治疗12程，末次治疗时间为2023年1月15日。

既往史：曾行盲肠息肉、结肠息肉电凝切除术。

初诊：患者神志清楚，精神疲倦，气促，咳嗽，无胸闷胸痛，无心悸，无发热恶寒，无恶心呕吐，无腹胀腹痛，胃纳差，睡眠一般，二便调。近1个月患者体重减轻4kg。舌淡，苔薄白，脉细弱。

中医诊断：肺癌。

证型：肺脾气虚证。

治法：补脾益肺。

处方：六君子汤加减。

黄芪15g	白术10g	茯苓10g	法半夏10g
仙鹤草30g	葶苈子10g	泽泻10g	苦杏仁10g
党参10g	黄芩片10g	甘草10g	

上方加清水800mL，煎30分钟，取汁200mL，温服，日1剂。

二诊：患者神志清楚，精神较前好转，气促较前有所缓解，仍有咳嗽，咳痰，色白，无胸闷胸痛，无心悸，无发热恶寒，无恶心呕吐，无腹胀腹痛，胃纳一般，睡眠一般，二便调。舌淡，苔薄白，脉细弱。上方去仙鹤草，加射干10g，浙贝母10g。

三诊：患者神志清楚，精神可，稍有气促，咳嗽咳痰较前好转，无胸闷胸痛，无心悸，无发热恶寒，无恶心呕吐，无腹胀腹痛，胃纳一般，睡眠一般，二便调。舌淡，苔薄白，脉细弱。上方基础上去泽泻，加紫菀10g，百部10g。

四诊：患者神志清楚，精神可，稍有气促。咳嗽、咳痰较前明显缓解，无胸闷胸痛，无心悸，无发热恶寒，无恶心呕吐，无腹胀腹痛，胃纳一般，睡眠一般，二便调。舌淡，苔薄白，脉弱。予原方续服。

后续在六君子汤的基础上加减续服3个月。气促、咳嗽、咳痰等症状消失。患者在接受抗肿瘤治疗的同时，不影响日常生活，体力状况评分较高。

按语： 正气与脏腑、气血及经络等功能息息相关。正气亏虚是疾病发生的内在原因，正气盛则抗病能力强。《素问·刺法论》说："正气存内，邪不可干。"正气实，则邪气难以入侵。中医学认为，免疫功能是正气功能的一种具体体现，免疫功能的失常，总属于"气"功能的失常。西医学认为肿瘤的发生与机体免疫功能下降密切相关，有研究认为正气虚可致细胞分化障碍、肿瘤细胞免疫逃逸等。正气亏虚是肿瘤发生的根本，易致脏腑经络功能紊乱，抗病能力下降，各种邪气入侵，变生癌毒，导致肿瘤的发生。《素问·评热病论》提到："邪之所凑，其气必虚。"《医宗必读》曰："积之成也，正气不足，而后邪气踞也。"患者平素饮食不节，脾气受损，脾为生痰之源，脾虚则水谷精微不能升化输布，致湿聚生痰，肺气亏虚，气虚血行不畅，结于胸中，日久而成癌。

患者行多程免疫联合化疗，免疫治疗的疗效受患者体力状况的影响，体力状况良好的患者，往往预示着免疫功能良好，因此，正气尚旺盛的时候，免疫治疗的疗效也会更好。若正气亏损明显，邪气嚣张，此时肿瘤会缓慢进展，待正气亏虚更甚之时，邪气已无法被遏制，若不加干预，则肿瘤就会明显进展。初诊时患者已行多程抗肿瘤治疗，正气亏虚明显，气虚则神疲乏力，舌淡、苔薄白、脉细弱均是肺脾气虚之象。因此治以补益肺脾之气为法，方拟六君子汤为底。党参益气补虚，白术健脾利湿，半夏燥湿化痰，加黄芪助党参补气。患者虚象明显，因此予仙鹤草补虚又活血。此外患者伴随气促、咳嗽咳痰的症状，予葶苈子、泽泻泻肺利水，苦杏仁化痰止咳，黄芩苦寒，既清热利湿，又防诸补药滋腻碍胃，最后佐以甘草调和诸药。二诊时，患者疲乏症状好转，气促较前缓解，出现咳痰，故去仙鹤草，加用射干、浙贝母。三诊时患者少许气促，仍有咳嗽，故去泽泻，加用紫菀、百部。四诊诸症明显缓解，仍有少许咳嗽，故维持原方续服。后续继续以补益肺脾之气为主要治法，辨证服用中药，患者免疫治疗疗效显著，免疫联合化疗维持超过2年。

（四）病案四

郭某，男，66岁。

患者于2021年5月2日无明显诱因出现左侧腰部疼痛难忍，伴汗出，无胸闷胸痛，无尿急尿痛，无恶心呕吐，遂去中山市某医院就诊。自述胸部CT结果：考虑右肺底部占位性病变合并左侧肾上腺转移。为进一步检查，于2021年5月12日来我院就诊，查增强CT示右肺恶性肿瘤伴多发转移（淋巴结、肾上腺、脑）。右下肺肿物穿刺活检病理考虑为肺腺癌（呈实性生长）。免疫组化结果：PD-L1（TPS 90%+）。基因检测：驱动基因阴性。建议患者行帕博利珠单抗免疫治疗或者帕博利珠单抗联合化疗，但患者因经济原因拒绝治疗。建议免疫治疗联合含铂双药方案化疗，但患者强烈拒绝化疗，反复解释无效。已经将可能出现的后果告知患者及家属。反复与家属沟通后，2021年6月2日起行信迪利单抗免疫治疗18程。末次治疗时间为2022年12月27日。

既往史：胃病史30年。

初诊：患者神清，精神可，间有咳嗽咳痰，出汗，口干口苦，无胸闷胸痛，无头晕头痛，无发热恶寒、咯血，无腹胀腹痛，纳眠可，二便调。近期体重无明显变化。

中医诊断：肺癌。

证型：热毒炽盛证。

治法：清热解毒。

处方：五味消毒饮加减。

金银花20g　菊花10g　蒲公英10g　紫花地丁10g

仙鹤草30g　黄芩10g　黄柏10g　党参10g

甘草10g

上方加清水800mL，煎30分钟，取汁200mL，温服，日1剂。

二诊：患者神清，精神可，间有咳嗽咳痰，出汗较前减少，口干口苦，无胸闷胸痛，无头晕头痛，无发热恶寒、咯血，无腹胀腹痛，纳眠可，二便调。近期体重无明显变化。在原方基础上，黄芩、黄柏均加量至15g。

三诊：患者神清，精神可，咳嗽咳痰稍加重，无明显出汗，口干口苦较前好转，无胸闷胸痛，无头晕头痛，无发热恶寒、咯血，无腹胀腹痛，纳眠可，二便调。近期体重无明显变化。在上方基础上，加桑白皮、枇杷叶。

四诊：热象较前减轻，诸症较前好转。

按语：现代研究发现，炎症与肿瘤进展及患者预后密切相关，一些炎症介质参与肿瘤的发生、发展和转移。炎症因子高的患者，预后往往较差。炎症属于中医学"热"的范畴，过度的炎症是热毒的重要表现之一。炎症与肺癌的发生密切相关，中医学认为热极成毒为肺"炎—癌转化"的关键。在"炎—癌转化"的初期，热毒内犯之标实是主要方面，正气不足之本虚是次要方面，早期常为外邪所犯，从标从实，邪踞而郁热成，毒乃生。随着疾病的进展，邪客于内而影响脏腑功能，内外合邪结聚于体内，并逐渐发展为气、血、阴、阳诸不足，从本从虚，正虚而阴火生，积则成瘤。研究发现，清热解毒类药物如黄芩等还可以下调炎症介质的表达和抑制炎症细胞因子的产生。患者拒绝化疗，单用免疫治疗，抗肿瘤治疗强度可能不足，祛邪之力不足，加上患者检查显示炎症指标高，咳嗽、咳黄痰，舌红，苔黄腻，脉滑数，说明热毒征象明显，也体现邪气旺盛，若不遏制邪气势头，肿瘤将进展很快。因此，考虑结合中医药治疗，遏制邪气势头。四诊合参，当属热毒炽盛证。治以清热解毒为法，方予五味消毒饮加减。一诊加黄芩、黄柏清热解毒，党参、仙鹤草补虚防寒凉伤正。二诊患者出汗较前减少，仍有口干口苦，予黄芩、黄柏均加量至15g。三诊口干口苦有所减轻，咳嗽明显，加桑白皮、枇杷叶清热化痰止咳。四诊时热象已较前减轻，诸症较前好转。后续继续辨证服药2个月，患者单药免疫治疗维持时间超过2年，免疫治疗配合中医药辨证治疗，疗效显著。

（五）病案五

梁某，男，71岁。

患者于2020年5月无明显诱因出现咳嗽、咳痰，痰黄黏稠量多，偶有痰中带血丝，伴有活动后气促，于2020年7月21日到中山市某医院住院治疗，行CT示左肺门占位，考虑为中央型肺癌。左肺占位纤维支气管镜活检：黏膜慢性炎，间质间散在异型大细胞，不排除肺癌。当时诊断为慢性阻塞性肺疾病急性加重期，肺炎，左上肺占位性质待查。2020年8月13日行超声引导下右侧颈部淋巴结穿刺活检术，术后病理示腺癌（考虑肺来源可能性大）。基因检测结果：驱动基因阴性。于2020年8月22日起行培美曲塞＋卡铂治疗。程后影像学评估：增大SD。结合患者既往病理提示PD-L1 60%，建议患者行免疫治疗联合单药培美曲塞维持治疗，取得患者同意后，于2021年2月25日起信迪利单抗联合培美曲塞治疗17程。第2程及第4程疗效评价为PR，后疗效评价为SD。2022年7月因贫血、肾功能不全等原因判断不适宜化疗，遂于2022年7月8日、2022年8月8日行信迪利单抗2程。

2022年9月复查CT示左侧第7肋骨病理性骨折并软组织肿块形成，遂于2022年9月8日行经皮穿刺左侧第7肋骨肿瘤微波消融术。于2022年9月30日起再行信迪利单抗治疗3程，在第3程治疗中联合培美曲塞化疗。末次治疗时间为2022年11月24日。

既往史：高血压、糖尿病病史。

初诊：患者神清，精神一般，恶心呕吐，乏力，气短，偶有咳嗽，咳痰，痰白量少易咳出，左侧胁肋部疼痛不适，无心悸，无口干口苦，无发热恶寒、头晕头痛、胸闷胸痛、腹痛腹泻等不适，纳一般，眠可，二便正常。近期患者体重无明显下降。

中医诊断：肺癌。

证型：脾虚痰湿证。

治法：健脾燥湿。

处方：醒脾运中汤加减。

香附10g	砂仁10g后下	茯苓20g	白术15g
法半夏10g	黄芩15g	黄连10g	豆蔻10g后下
鸡内金15g	生姜10g	枳实10g	甘草10g

上方加清水800mL，煎30分钟，取汁200mL，温服，日1剂。

二诊：患者神清，精神一般，恶心呕吐，稍乏力，间有气短，偶有咳嗽、咳痰，痰白量少易咳出，左侧胁肋部疼痛不适，无心悸，无口干口苦，无发热恶寒、头晕头痛、胸闷胸痛、腹痛腹泻等不适，纳欠佳，眠可，二便正常。近期患者体重无明显下降。继续维持原方治疗。

三诊：患者神清，精神一般，恶心呕吐较前好转，稍乏力，间有气短，无明显咳嗽，左侧胁肋部疼痛不适，无心悸，无口干口苦，无发热恶寒、头晕头痛、胸闷胸痛、腹痛腹泻等不适，纳欠佳，眠可，小便可，大便秘结。近期患者体重无明显下降。在原方基础上加用积雪草解毒通腑。

四诊：患者神清，精神一般，无明显恶心呕吐，稍乏力，间有气短，无明显咳嗽，左侧胁肋部疼痛不适，无心悸，无口干口苦，无发热恶寒、头晕头痛、胸闷胸痛、腹痛腹泻等不适，纳欠佳，眠可，二便调。近期患者体重无明显下降。去积雪草防寒凉。

按语："生病起于过用"的说法源于《黄帝内经》。《黄帝内经》的学术思想体系对现代防病治病仍有非常大的指导意义，而"过用"思想就是一个典型例子。"过用"思想的基本内涵源于《黄帝内经》探究人体发病原理及其规律的系统理论，"过用"思想在《黄帝内经》理论体系中具有非常重要的地位。何为"过用"？"过"即"过度""太甚""无节"，"用"则为"使用"。《黄帝内经》沿袭儒家的"中和"思想，认为正常人处于气血相对平衡、不偏不倚的"中和"状态，而影响"中和"的因素有"过用"和"不及"。经过世代研究发现，"过用"是中医发病学中导致人体失衡而发病的主要因素，且"过用"致病往往比不及致病来得更加急剧而严重，如《素问·六元正纪大论》云："太过者暴，不及者徐，暴者为病甚，徐者为病持。"由此可见，"过用"的危害更应引起我们的重视。《素问·经脉别论》云："春秋冬夏，四时阴阳，生病起于过用，此为常也。"当人饮食不节、喜怒无常、劳逸不均时，就会出现气血紊乱，阴阳失衡，人体平衡状态被打破，导致疾病的发生和发展。西医学的抗肿瘤治疗是一把"双刃剑"，既能杀死肿瘤细胞，也能杀死正常细胞。适当应用是"利器"，应用不当为"毒药"。本例患者随着免疫联合化疗治疗次数的增加，身体逐渐虚弱，正气逐渐耗损，故出现贫血、肾功能不全、疲乏、恶心呕吐等病证。若再继续高强度抗肿瘤治疗，虽可以消除部分癌毒，但正气的耗损会更严重，让患者身体更加虚弱。若减小抗肿瘤治疗强度，配合中医药治疗扶正固本，则可以让患者维持癌毒和正气相对平衡的状态，更有利于带瘤生存。

本例患者在出现明显不良反应和体力状态下降时，停用了化疗，改为单药免疫检查点抑制剂治疗，同时辨证使用中医药治疗扶正固本。四诊合参，证属脾虚痰湿证，方拟醒脾运中汤加减。方中白术性温，味苦、甘，归脾经及胃经，具有益气健脾、燥湿利水之功效，茯苓味甘、淡，性平，归心、肺、脾、肾经，可利水渗湿、健脾益胃，两者配伍，一健一渗，使水湿有出路。香附行气宽中，活血止痛；枳实破气除痞，消积导滞，化痰活血，可助香附行气。砂仁辛温，归脾、胃、肾经，主要功效为化湿行气，温中止呕，与豆蔻相伍可醒脾、健脾。法半夏加生姜为小半夏汤。半夏化湿除痰，和胃降逆。生姜既制约半夏的毒性，又增强温中和胃止呕的作用。两药相配，有化痰和胃止呕的功效。鸡内金归脾、胃、小肠、膀胱经，具有健胃消食之功。黄芩善清上焦之湿热，黄连善清中焦之湿热，两者配伍具有清热燥湿、泻火解毒的功效。甘草味甘性平，入心、肺、脾、胃经，具有补脾益气、调和诸药的功效。诸药相合，共奏行气健脾、化痰利湿之功。全方在健脾补虚的同时，又兼顾行气、化痰、利湿、清热，将扶正与祛邪相结合。二诊时患者症状较前好转，继续维持原方治疗。三诊时，患者食欲改善，但出现便秘，加用积雪草解毒通腑。四诊时患者无明显恶心呕吐，精神可，大便调，遂去积雪草防寒凉。后续辨证加减，服药4个月后，患者体力状况明显改善，重新加上化疗，带瘤生存超过3年。

三、靶向治疗后中医支持治疗

（一）病案一

陈某，女，80岁。

患者于2006年在中山市某医院体检发现右上肺肿物，后在该院行右上肺癌根治术，术后病理及分期不详，后不定期复查，未见肿瘤复发。2015年3月因腹胀住院治疗，住院期间行CT检查结果提示右肺上叶肺癌术后复发，双肺及全身骨骼多发转移。出院后患者于2015年4月初自行口服吉非替尼片分子靶向治疗，后出现病情进展，检测血液T790M阳性，一直口服奥希替尼至今。

初诊时，患者神清，精神一般，咳嗽无痰，干咳，胸闷，活动后气促，口干，无口苦，无恶寒发热，无头痛头晕，无耳鸣耳聋，无胸闷心悸，无口干口苦，无恶心欲呕，无腹胀腹痛，纳眠可，小便正常，大便质干难解。舌质淡，苔薄白，脉细弱。

中医诊断：肺癌。

证型：气阴两虚证。

治法：补益气阴。

处方：沙参麦冬汤加升降散加减。

黄芪10g	沙参15g	麦冬15g	百合10g
玄参10g	浙贝母10g	杏仁10g	半枝莲10g
白花蛇舌草10g	僵蚕15g	蝉蜕10g	甘草10g

上方加水800mL，煎至200mL，温服，每日1剂。

二诊：患者神清，精神一般，仍咳嗽无痰，干咳，胸闷及气促好转，暂无口干，无口苦，纳眠可，小便正常，大便较前易解，质干。舌质淡，苔薄白，脉细。继续予上方7剂。

三诊：患者神清，精神好转，干咳较前改善明显，偶有胸闷及气促，无口干口苦，纳眠可，小便调，大便溏。舌质淡，苔薄白，脉细。去白花蛇舌草、半枝莲，加用凤尾草10g，石榴皮10g。

按语：现代研究对EGFR基因突变者的中医证型进行了总结，主要以气阴两虚证、脾虚痰湿证为主。中医学认为，"有诸内者必形于诸外"。患者驱动基因状态相当于"内"，属于机体的微观层面。当驱动基因状态改变时，患者的脉象、舌苔、面色等表型亦随之改变。针对不同证型辨证用药，符合西医学精准治疗的理念，这也是中医学的"靶向治疗"。本例肺癌患者的根本病因为正气虚损，脏腑功能失调。患者素体正气不足，邪毒伤阴，邪气久羁，气阴两伤。气虚无以布散津液，阴虚无以制阳，则虚热内生。肺气虚弱，阴液亏虚，以干咳无力、气短而喘、声低或音哑、五心烦热、脉细无力等为常见证候。针对病因病机，治法上选用益气养阴法。西医学研究发现，益气养阴法治疗肺癌不仅具有增强机体免疫功能、改善临床症状、提高生活质量、延长生存期等多方面的作用，还可缓解分子靶向治疗的不良反应。吴鞠通的《温病条辨》云："燥伤肺胃阴分，或热或咳者，沙参麦冬汤主之。"方中重用沙参、麦冬甘寒生津，养阴清肺，为主药；喻昌的《医门法律》言，"凡肺病，有胃气则生，无胃气则死"，故用黄芪补气健脾；玄参清热降火；百合、浙贝母、杏仁清肺化痰以止咳；半枝莲、白花蛇舌草清热解毒。诸药相伍，共奏清养肺阴、生津润燥之功。此方以甘寒养阴药为君，配伍清热解毒和培土生金之药，全方药性平和，清润不燥。取升降散中的僵蚕和蝉蜕，取升清降浊之意。"肺司呼吸""肺主宣降""肺为贮痰之器"，因此当肺脏发生病变时会影响肺的呼吸功能、宣发和肃降功能，导致患者出现咳嗽、胸闷等症状。由于肺主一身之气，因此当患者肺的生理功能受到影响时，全身的气机功能与气的生成功能就会受到影响，表现出气虚与气机紊乱的症状。僵蚕、蝉蜕可宣畅气机，恢复肺脏宣发肃降的功能。再者，半枝莲与白花蛇舌草具有抗癌及调节免疫作用，为此方增添抗癌之功效。以"虚则补其母"为主要治法，补肺脾之气以固本扶正，兼用清热解毒之品以抗癌解毒，攻补兼施，标本兼顾。二诊时症状较前稍有缓解，继续维持原方。三诊时患者出现大便溏，考虑过寒而损伤脾胃，故去白花蛇舌草、半枝莲，加用凤尾草和石榴皮涩肠止泻。后续继续辨证续服，患者症状较前明显缓解。

（二）病案二

陈某，女，76岁。

2020年10月28日在我院完善全身增强CT考虑胸中段食管癌，并双肺、纵隔及左锁骨上窝淋巴结多发转移，行超声引导右侧锁骨上窝淋巴结穿刺活检术，术后病理（右锁骨上淋巴结）结果考虑为低分化腺癌，提示肺来源的可能性大。基因检测显示ALK基因突变。PD-L1（22C3）TPS 90%+。考虑ALK基因突变，于2020年11月24

日予阿来替尼靶向治疗，初次疗效评价为PR，后一直口服阿来替尼胶囊分子靶向治疗。

初诊时，患者神志清，精神疲倦，有咳嗽咳痰，稍咽痛，咳白色黏痰，量多，汗多，活动后气促，纳眠一般，二便可。舌淡，苔白腻，脉细滑。

中医诊断：肺癌。

证型：肺脾气虚证。

治法：补益肺脾。

处方：六君子汤加减。

太子参30g　茯苓20g　白术15g　五指毛桃30g

陈皮10g　　半夏10g　黄柏15g　防风10g

仙鹤草30g　射干10g　甘草片5g　桑白皮10g

7剂，清水800mL，煎至200mL，日1剂，温服。

二诊：患者精神较前改善，仍有咳嗽咳痰，少许胸痛，痰黄，量较前减少，仍咽痛，汗出较前减少，活动后仍有气促，胃口较前好转，眠一般，二便正常。舌淡，苔白，脉细滑。去防风、桑白皮，加黄芩10g，蜂房5g，水蛭5g。

三诊：患者精神较前改善，偶有咳嗽咳痰，无汗出，活动后稍气促，纳眠可，二便正常。舌淡，苔薄白，脉细滑。去黄芩、射干，加僵蚕15g，蝉蜕10g。

按语： 中医学认为，肺癌形成的主要病机为正虚邪实。患者年老体虚，正气不足，无以抵抗邪毒，邪毒内侵，邪气留聚，日久成癌。正如《外证医案汇编》所说，"正气虚则成岩"。肿瘤的发生、发展及预后与机体的免疫功能状态密切相关，因此肿瘤患者机体处于免疫抑制状态，这种免疫抑制现象在中晚期患者或经过长期抗肿瘤治疗的患者中尤为明显。中医学认为，免疫功能是"气"的功能的一种具体体现，免疫功能的失常总体属于"气"功能的失常。如《素问·刺法论》有云"正气存内，邪不可干"，《素问·评热病论》有云"邪之所凑，其气必虚"。此外，气的生成及输布与肺、脾两脏关系密切。长期肺气不足，精气失于布散周身，可使脾气虚弱。脾为后天之本，脾气虚弱则精微物质无以生成，从而影响肺脏，形成恶性循环。肺失肃降，肺气上逆，则见咳嗽、动则气促；肺卫不固，则见汗出等症状。正气亏虚对应的治则为扶正培本。扶正培本法有多方面的作用，具体为改善肿瘤患者的临床症状，提高机体免疫功能及抗肿瘤效果，延长生存期，减轻抗肿瘤治疗的不良反应。

此外，气虚则气化无力，故肺失宣发，水湿无法输布，脾失运化，无力运化水液，蕴生痰湿，则见痰多痰白；脾虚无力运化水谷，影响脾胃升清肃降，则见纳差。"百病皆由痰作祟"，周岱翰教授认为，肺癌症状皆因痰所起，因此治痰在治疗肺癌中有较大意义。恶性肿瘤，特别是晚期肿瘤，以正虚为本，伴随痰浊等标实。因此，在扶正培本的基础上，辅以化痰祛湿，疗效更显著。

本案例为肺癌靶向治疗后肺脾气虚证。本方选用健脾补肺、益气除痰为法。健脾益气而益肺气以扶正气固本，肺脾健运则痰湿自除，脾胃健运则气血生化有源。太子参补气生津，健脾益肺；五指毛桃健脾补肺，行气利湿；茯苓利水消肿，渗湿，健脾；白术补气健脾，燥湿利水，止汗；四药共奏健脾益肺之功效。加入陈皮、半夏，兼燥湿和胃。黄柏清热燥湿，泻火解毒，善治下焦湿热；仙鹤草清热解毒，消痰利咽，二药同用有清热解毒之效。桑白皮泻肺平喘，利水消肿，与六君子汤配伍可治肺气不足之喘咳。防风祛风解表，胜湿止痛；仙鹤草收敛止血，兼补虚。诸药共奏健脾补肺、益气除痰之功效。二诊时，患者精神较前改善，咳痰、出汗较前减少，故去防风、桑白皮，患者仍有少许胸痛，仍有咳嗽，考虑有热毒郁肺，加黄芩清热解毒，加蜂房和水蛭解毒化瘀。三诊时，患者精神较前改善，偶有咳嗽咳痰，无汗出，活动后稍气促，患者热象较前减轻，为防寒凉伤正，去黄芩，咽痛较前好转，去射干，加用升降散中的僵蚕和蝉蜕以调畅气机，恢复肺的宣发肃降功能。后续继续辨证续服，诸症明显缓解。

（三）病案三

陈某，女，50岁。

患者因"反复咳嗽4个月，加重伴活动后气促1月余"就诊。于2017年2月6日查CT示周围型肺癌伴双肺、右侧叶间胸膜、多发淋巴结转移。病理（胸腔积液）示符合上皮来源的恶性肿瘤（肺来源）。予抗感染、控制血糖、持续胸腔闭式引流及对症等处理后病情好转出院，患者出院后确诊为腺癌，于2017年2月26日开始服用埃克替尼，疗效评价为SD。

初诊时，患者精神可，咳嗽频繁，痰黏难咳，色黄，恶心呕吐，无胸闷、胸痛、发热恶寒、气急、咯血、咳痰，胃纳可，睡眠一般，二便调。舌质红，苔薄黄，脉滑数。

中医诊断：肺癌。

证型：痰热蕴肺证。

治法：清热化痰宣肺。

处方：二陈汤加减。

陈皮15g	法半夏10g	茯苓10g	白术10g
党参10g	薏苡仁10g	杏仁10g	瓜蒌皮10g
黄芩10g	苇茎10g	荞麦10g	鱼腥草10g
半枝莲10g	白花蛇舌草10g	胆南星10g	枇杷叶15g

上方加水800mL，煎至200mL，温服，日1剂。

二诊：患者精神可，少许咳嗽，痰易咳，色稍黄，恶心呕吐，无胸闷、胸痛、发热恶寒、气急、咯血、咳痰，胃纳可，睡眠一般，二便调。舌质红，苔薄黄，脉滑数。继续维持原方。

三诊：患者精神可，间有咳嗽，痰少，色白，少许恶心呕吐，无胸闷、胸痛、发热恶寒、气急、咯血、咳痰，胃纳可，睡眠一般，小便可，大便质稀，2～3次/日。舌质红，苔薄黄，脉滑数。上方去枇杷叶、胆南星，加用凤尾草、石榴皮止泻。

按语：本例患者诊断当属中医学"肺癌"范畴，患者感受外邪，郁而化热，邪热犯肺，炼液为痰，痰热互结，导致气行不畅，血行不通，日久伤及正气，痰热、气滞、血瘀等结聚胸中，结成肺癌。邪毒犯肺，肺气不宣，酿生癌毒，癌毒阻肺则耗伤气血津液。肺气上逆，气行不畅则见咳嗽，痰热互结则见痰黏色黄。舌质红、苔薄黄、脉滑数亦属痰热郁肺之证。

靶向治疗是在细胞分子水平上针对患癌部位进行的定位治疗，使药物能够与致癌位点进行有效结合，肿瘤细胞的特异性死亡不会波及肿瘤周围的正常组织细胞。靶向治疗是一种新型的治疗方法。中医其实也有靶向治疗这一理念，这种理念与中医学整体观念并不违背，而是对中医学的一种推进和发展。在中医辨证中重视其脏腑的属性、上下内外的走向、中药的归经、经络的归行等，能够有效地提高中医临床疗效，拓宽辨证思路和提高诊疗的精准性。《黄帝内经》有云："酸先入肝，苦先入心，甘先入脾，辛先入肺，咸先入肾。"五味关乎五脏，也就是说五味（酸、苦、甘、辛、咸）与五脏（肝、心、脾、肺、肾）是相应的。中药有性味之分，不同的药物因其性味不同，对机体不同脏腑就有不同的选择性。基于对脏腑的辨证，选择相应的中药会更有针对性。本例患者饮食不节，损伤脾胃，脾失运化，痰湿内生，郁而化热，邪热犯肺，炼液为痰，痰热互结，导致气行不畅，血行不通，日久伤及正气，痰热、气滞、血瘀等结聚胸中，结成肺癌。邪毒犯肺，肺气不宣，酿生癌毒，癌毒阻肺则耗伤气血津液。肺气上逆，气行不畅则见咳嗽，痰热互结则见痰黏色黄。根据病因病机及患者临床症状，病变脏腑定位于肺、脾、胃。针对病变脏腑及患者症状，在选方上应用了二陈汤加减。二陈汤证多由脾失健运，湿无以化，湿聚成痰，郁积而成。湿痰为病，犯肺致肺失宣降，则咳嗽痰多。停胃令胃失和降，则恶心呕吐。方中半夏味辛，性温，归脾、胃、肺经，有燥湿化痰、降逆止呕之功；陈皮味辛、苦，归肺、脾经，可理气宽中，燥湿化痰，两药相辅相成，增强燥湿化痰之力，而且体现治痰先理气、气顺则痰消的理念。茯苓味甘淡，归心、肺、脾、肾经，可渗湿健脾以助化痰之力，健脾以杜生痰之源。患者因痰湿内停，日久化热，因此治疗上需加以清热，临证上予胆南星、枇杷叶、瓜蒌皮清热化痰，黄芩清热利湿，再佐以白花蛇舌草，其性味微苦、甘、寒，入胃、大肠、小肠经，苦寒清热解毒，甘寒清利湿热，对癌毒、痰湿等有较强的解毒利湿作用。诸药相合，共奏清热化痰、健脾利湿之功。本例基于脏腑辨证，精准定位病变脏腑，选用针对病变脏腑的中药，疗效显著。二诊时，患者咳嗽咳痰较前减少，继续维持原方治疗。三诊时，患者偶有咳嗽，痰较前明显减少，痰色白，恶心呕吐较前好转，但有少许腹泻，考虑患者热象已不明显，为防寒凉太过而伤正，去枇杷叶、胆南星，加用凤尾草、石榴皮止泻。四诊时，患者诸症明显缓解，后续继续针对肺脾胃辨证用药，患者不仅能耐受靶向治疗的毒性，而且中医症状评分明显提高，生活质量明显改善。

（四）病案四

牛某，女，71岁。

患者于2021年11月初无明显诱因出现言语不清，当时无肢体乏力、头晕头痛等不适。2021年12月1日增强CT结果考虑右肺下叶周围型肺癌并双肺、脑及双侧锁骨上窝、纵隔、右肺门淋巴结多发转移。2021年12月2日，右下肺穿刺标本病理考虑为浸润性腺癌。PDL-1（22C3）（TPS＜1%）。2021年12月8日基因检测结果显示EGFR基因外显子19 DEL突变。于2021年12月8日开始进行靶向治疗：奥希替尼片（进口）80mg，口服，每日1次，疗效评价PR。

初诊时，患者精神可，神识清，咳嗽咳痰，痰少难咳，口干，无口苦，无头痛，无头晕，无肢体乏力，无胸闷、胸痛、发热恶寒、气急、咯血，无恶心呕吐，胃纳差，睡眠可，小便调，大便干，难解。舌质红，苔薄白，脉细数。

中医诊断：肺癌。

证型：肺阴亏虚证。

治法：滋补肺阴。

处方：麦味地黄汤加减。

麦冬15g	熟地黄10g	牡丹皮10g	山茱萸10g
五味子10g	知母10g	浙贝母10g	瓜蒌皮10g
夏枯草10g	半夏10g	仙鹤草30g	

上方加水800mL，煎至200mL，温服，日1剂。

二诊：患者精神可，神识清，咳嗽咳痰较前减少，痰量一般，痰较前易咳出，少许口干，有口苦，少许盗汗，无头痛，无头晕，无肢体乏力，无胸闷、胸痛、发热恶寒、气急、咯血，无恶心呕吐，胃纳差，睡眠可，小便调，大便干，难解。舌质红，苔薄黄，脉细数。上方加用浮小麦固表止汗，益气除热。

三诊：患者精神可，神识清，偶咳嗽，无咳痰，少许腰膝酸软，无明显盗汗，无口干口苦，胃纳一般，睡眠可，小便调，大便干，难解。舌质红，苔薄白，脉细。上方去浮小麦，加用牛膝、补骨脂加强补益之力，加积雪草通便。

按语： 肺癌的总病机为本虚标实，但辨证论治的侧重点不同。肺癌常因虚而致病，致病因素反复作用，日久成癌。患者肺阴亏虚，肺失濡润，虚热内生，肺气上逆，肺失肃降，则见咳嗽；肺阴不足不能制约阳热，虚热内生，煎液成痰，则见痰少难咳；"肺为水之上源，主通调水道"，虚热日久耗伤津液，则见口干、大便质干难解等津液不足的表现。此外，中医将靶向药物归于大辛大热大毒之剂，认为其性热、味辛，致病具有显著温热毒邪的特征，长期靶向治疗易耗气伤阴。患者长期靶向治疗后，见阴虚内热，肺燥失润，气机升降失司，继而出现一系列干燥失润及虚热见症。清朝医家林珮琴提出："肺为气之主，肾为气之根，肺主出气，肾主纳气，阴阳相交，呼吸乃和。"《难经·四难》曰："呼出心与肺，吸入肾与肝。"肺肾两脏与呼吸运动密切相关，若肺肾阴虚，肺失肃降，肾不纳气，则出现咳嗽、气促等症状。肺肾两脏，阴液互滋，金水相生。"肺气之衰旺，全恃肾水充足，不使虚火烁金，则长保清宁之体。"肺阴亏虚，阴液不足，肾阴生化无源，二者互为因果，母病及子，金不生水，肾阴不足，肺阴自亏，致肺肾阴虚。《素问·至真要大论》有言"燥者润之"，据此应以补肺肾阴为主要治则，使金水相生，以固其本，再配以清热解毒、化痰散结、活血化瘀等药物以消有形之邪。首诊方中，熟地黄滋阴补肾；麦冬、五味子滋阴敛肺，二药共为君药。山茱萸酸温补养肝肾，为臣药。牡丹皮、夏枯草清泄相火，制约山茱萸之温涩；加知母以加强清热降火之功；浙贝母、瓜蒌皮清肺化痰，半夏化痰散结，仙鹤草活血化瘀兼补虚。全方共奏滋阴润肺、止咳化痰之功。此方以金水相生之法肺肾同治，以治肺阴为主，助肾阴为辅。诸药合用，滋阴而不滋腻。二诊时患者咳嗽较前减少，口干舌燥较前好转，仍有少许盗汗，加用浮小麦固表止汗，益气除热。三诊时咳嗽明显减少，无明显盗汗，少许腰膝酸软，去浮小麦，加用牛膝、补骨脂加强补益之力，大便难解加用积雪草泻下通便。随后辨证续服3个月，诸症明显减轻。综合治疗模式是肺癌治疗的优势，中医药是肺癌综合治疗模式中的重要组成部分。中西医结合治疗，不仅可以减轻不良反应，还可延长耐药时间。本例患者应用中医药配合靶向药物，无进展生存期接近2年，实现长期带瘤生存。

（五）病案五

吴某，男，52岁。

患者于2021年9月23日住院，发现肺部肿物。CT显示右肺中叶肺癌（考虑T1aN1M1c）伴纵隔、右肺门多发淋巴结、全身多发骨转移瘤、左侧肾上腺外侧支转移瘤。患者于2021年9月30日行肺穿刺活检术，病理结果（右肺中叶肿物）显示浸润性腺癌。基因检测显示ALK基因突变。于2021年10月20日开始予阿来替尼靶向治疗，疗效评价为PR，并予唑来膦酸抗骨质破坏治疗。

初诊时，患者神清，精神可，咳嗽，无痰，右胸部刺痛，痛处固定，胸闷气短，无发热恶寒、气急、咯血，无恶心呕吐，胃纳可，睡眠欠佳，二便调。舌质暗红，苔薄白，脉弦。

中医诊断：肺癌。

证型：气滞血瘀证。

治法：行气破血。

处方：桃红四物汤加减。

当归15g	赤芍10g	桃仁10g	红花10g
仙鹤草10g	薏苡仁20g	夏枯草10g	延胡索10g
浙贝母10g	莪术10g		

上方加水800mL，煎至200mL，温服，每日1剂。

二诊：患者神清，精神可，稍咳嗽，无痰，右胸部刺痛较前缓解，痛处固定，仍胸闷气短，胃纳可，睡眠欠佳，二便调。舌质暗红，苔薄黄，脉弦。上方加鸡血藤30g及黄芩、黄柏各10g，再予7剂。

三诊：患者神清，精神可，无咳嗽咳痰，右胸部刺痛较前改善明显，胸闷气短，无发热恶寒、气急、咯血，无恶心呕吐，胃纳可，睡眠欠佳，二便调。舌质暗红，苔薄黄，脉弦。考虑患者痰较前明显减少，故去浙贝母，仍有胸闷气短，予加用薤白、黄芪。

按语：慢性炎症逐渐发生恶性转化的过程中，常常存在着气机郁滞，气滞则血行受阻而凝滞，两者常同时出现。"运血者即气"表明气帅血的运行，血行失畅多由气滞所致，其产物则为瘀血。"守气者即血"意指血为气之承载，瘀血既生则妨碍气机之条达，诚如"血瘀必兼气滞"。此外，火热之邪灼津耗液，血液黏滞，血流缓慢，滞而为瘀。故临床上恶性肿瘤患者常出现血液黏滞度增加的高凝状态。西医学认为，血液高凝状态可能是由于肿瘤周围多发生炎症反应，细胞受到刺激而分泌相关细胞因子，进而激活外源性凝血机制，肿瘤微环境中各类细胞的代谢产物及坏死物激活凝血系统，直接导致凝血酶的产生。血液高凝状态有利于肿瘤细胞的黏附和肿瘤血栓网状结构的形成，可保护肿瘤细胞免受机械性损伤和其他细胞的杀伤。因此，在西医层面，瘀血所致的血液高凝状态，是导致肿瘤发生及发展的重要因素。

本例患者情志不畅，久则气郁，气滞血行不畅，郁久成瘀，结于胸中，导致气机运行更不畅，形成恶性循环，日久而成癌。行气活血法可疏通肺络，缓消有形之积。此外，活血化瘀药还具有直接抑杀肿瘤细胞、改善血液流变性、消除微循环障碍、促纤溶、免疫调节、提高化疗敏感性等作用。方中当归、赤芍、桃仁、红花活血化瘀，共为君药；浙贝母化痰止咳，为臣药，佐以仙鹤草、薏苡仁、夏枯草共奏解毒之功；莪术苦温，破血行气，化瘀消肿；延胡索养血行血，理气止痛。全方共奏行气活血、化瘀解毒之功。二诊时，患者疼痛较前好转，考虑活血易伤血，予加用鸡血藤补血，患者伴有少许口干口苦，考虑瘀血化热，予加用黄芩、黄柏清热解毒。三诊时考虑患者痰较前明显减少，故去浙贝母，仍有胸闷气短，予加用薤白通阳散结，行气导滞，黄芪补益固表。随后辨证服药3个月，患者胸部刺痛感明显好转，舌质由紫暗变为淡红，瘀血之象明显减轻。

参考文献

［1］Parkin DM, Bray F, Ferlay J, et al. Global cancer statistics, 2002 ［J］. CA Cancer J Clin, 2005, 55（2）: 74－108.

［2］Jemal A, Bray F, Center MM, et al. Global cancer statistics ［J］. CACancer J Clin, 2011, 61（2）: 69－90.

［3］SungH, FerlayJ, SiegelRL, et al. Global Cancer Statistics 2020 : GLOBOCAN estimates of incidence and mortality worldwide for 36 cancers in 185 countries ［J］. CA Cancer J Clin, 2021, 71（3）: 209-249.

［4］SiegelRL, MillerKD, FuchsHE, et al. Cancer statistics, 2022 ［J］. CA Cancer J Clin, 2022, 72（1）: 7-33.

［5］ZhangS, SunK, ZhengR, et al. Cancer incidence and mortality in China, 2015 ［J］. J Natl Cancer Inst, 2021, 1（1）: 2-11.

［6］CaoW, ChenHD, YuYW, et al. Changing profiles of cancer burden worldwide and in China : a secondary analysis of the global cancer statistics 2020 ［J］. Chin Med J（Engl）, 2021, 134（7）: 783-791.

［7］ISHIDA Y, AGATA Y, SHIBAHARA K, et al. Induced expression of PD-1, a novel member of the immunoglobulin gene superfamily, upon programmed cell death［J］. The EMBO journal, 1992, 11（11）: 3887-3895.

［8］OKAZAKI T, CHIKUMA S, IWAI Y, et al. A rheostat for immune responses : the unique properties of PD-1 and their advantages for clinical application［J］. Nature immunology, 2013, 14（12）: 1212-1218.

［9］KEIR M E, LIANG S C, GULERIA I, et al. Tissue expression of PD-L1 mediates peripheral T cell tolerance［J］. The Journal of experimental medicine, 2006, 203（4）: 883-895.

［10］WEI S C, DUFFY C R, ALLISON J P. Fundamental Mechanisms of Immune Checkpoint Blockade Therapy［J］. Cancer discovery, 2018, 8（9）: 1069-1086.

［11］RUDD C E, TAYLOR A, SCHNEIDER H. CD28 and CTLA-4 coreceptor expression and signal transduction［J］. Immunological reviews, 2009, 229（1）: 12-26.

［12］QIN S, XU L, YI M, et al. Novel immune checkpoint targets: moving beyond PD-1 and CTLA-4［J］. Molecular cancer, 2019, 18（1）: 155.

［13］ANDERSON A C. Tim-3, a negative regulator of anti-tumor immunity［J］. Current opinion in immunology, 2012, 24（2）: 213-216.

［14］HUANG Y H, ZHU C, KONDO Y, et al. CEACAM1 regulates TIM-3-mediated tolerance and exhaustion［J］. Nature, 2015, 517（7534）: 386-390.

［15］HERBST R S, SORIA J C, KOWANETZ M, et al. Predictive correlates of response to the anti-PD-L1 antibody MPDL3280A in cancer patients［J］. Nature, 2014, 515（7528）: 563-567.

［16］CARBONE D P, RECK M, PAZ-ARES L, et al. First-Line Nivolumab in Stage Ⅳ or Recurrent Non-Small-Cell Lung Cancer ［J］. The New England journal of medicine, 2017, 376（25）: 2415-2426.

［17］HELLMANN M D, PAZ-ARES L, BERNABE CARO R, et al. Nivolumab plus Ipilimumab in Advanced Non-Small-Cell Lung Cancer［J］. The New England journal of medicine, 2019, 381（21）: 2020-2031.

［18］HEITZER E, AUINGER L, SPEICHER M R. Cell-Free DNA and Apoptosis: How Dead Cells Inform About the Living［J］. Trends in molecular medicine, 2020, 26（5）: 519-528.

［19］MODING E J, LIU Y, NABET B Y, et al. Circulating Tumor DNA Dynamics Predict Benefit from Consolidation Immunotherapy in

Locally Advanced Non-Small Cell Lung Cancer[J]. Nature cancer, 2020, 1 (2): 176-183.

[20] YANG X, YIN R, XU L. Neoadjuvant PD-1 Blockade in Resectable Lung Cancer[J]. The New England journal of medicine, 2018, 379 (9): e14.

[21] MASUCCI G V, CESANO A, HAWTIN R, et al. Validation of biomarkers to predict response to immunotherapy in cancer: Volume I - pre-analytical and analytical validation[J]. J Immunother Cancer, 2016, 4: 76.

[22] SANMAMED M F, NIE X, DESAI S S, et al. A Burned-Out CD8 (+) T-cell Subset Expands in the Tumor Microenvironment and Curbs Cancer Immunotherapy[J]. Cancer discovery, 2021, 11 (7): 1700-1715.

[23] KAUFFMANN-GUERRERO D, TUFMAN A, KAHNERT K, et al. Response to Checkpoint Inhibition in Non-Small Cell Lung Cancer with Molecular Driver Alterations[J]. Oncol Res Treat, 2020, 43(6): 289-298.

[24] JIN Y, DONG H, XIA L, et al. The Diversity of Gut Microbiome is Associated With Favorable Responses to Anti-Programmed Death 1 Immunotherapy in Chinese Patients With NSCLC[J]. Journal of thoracic oncology: official publication of the International Association for the Study of Lung Cancer, 2019, 14 (8): 1378-1389.

[25] GOPALAKRISHNAN V, SPENCER C N, NEZI L, et al. Gut microbiome modulates response to anti-PD-1 immunotherapy in melanoma patients[J]. Science(New York, NY), 2018, 359(6371): 97-103.

[26] BUDER-BAKHAYA K, HASSEL J C. Biomarkers for Clinical Benefit of Immune Checkpoint Inhibitor Treatment-A Review From the Melanoma Perspective and Beyond[J]. Frontiers in immunology, 2018, 9: 1474.

[27] AUGUSTUS E, ZWAENEPOEL K, SIOZOPOULOU V, et al.

Prognostic and Predictive Biomarkers in Non–Small Cell Lung Cancer Patients on Immunotherapy–The Role of Liquid Biopsy in Unraveling the Puzzle [J]. Cancers, 2021, 13 (7).

[28] BRAHMER J R, LACCHETTI C, SCHNEIDER B J, et al. Management of Immune–Related Adverse Events in Patients Treated With Immune Checkpoint Inhibitor Therapy : American Society of Clinical Oncology Clinical Practice Guideline [J]. Journal of clinical oncology : official journal of the American Society of Clinical Oncology, 2018, 36 (17): 1714–1768.

[29] HAANEN J, OBEID M, SPAIN L, et al. Management of toxicities from immunotherapy : ESMO Clinical Practice Guideline for diagnosis, treatment and follow–up [J]. Annals of oncology : official journal of the European Society for Medical Oncology, 2022, 33 (12): 1217–1238.

[30] SUZMAN D L, PELOSOF L, ROSENBERG A, et al. Hepatotoxicity of immune checkpoint inhibitors : An evolving picture of risk associated with a vital class of immunotherapy agents [J]. Liver international : official journal of the International Association for the Study of the Liver, 2018, 38 (6): 976–987.

[31] SZNOL M, FERRUCCI P F, HOGG D, et al. Pooled Analysis Safety Profile of Nivolumab and Ipilimumab Combination Therapy in Patients With Advanced Melanoma [J]. Journal of clinical oncology : official journal of the American Society of Clinical Oncology, 2017, 35 (34): 3815–3822.

[32] WU J, HONG D, ZHANG X, et al. PD–1 inhibitors increase the incidence and risk of pneumonitis in cancer patients in a dose-independent manner : a meta–analysis [J]. Scientific reports, 2017, 7 : 44173.

[33] ELIA G, FERRARI S M, GALDIERO M R, et al. New insight in endocrine–related adverse events associated to immune checkpoint blockade [J]. Best practice & research Clinical endocrinology &

metabolism, 2020, 34（1）: 101370.

［34］BOUTROS C, TARHINI A, ROUTIER E, et al. Safety profiles of anti-CTLA-4 and anti-PD-1 antibodies alone and in combination ［J］. Nature reviews Clinical oncology, 2016, 13（8）: 473-486.

［35］IWAMA S, DE REMIGIS A, CALLAHAN M K, et al. Pituitary expression of CTLA-4 mediates hypophysitis secondary to administration of CTLA-4 blocking antibody［J］. Science translational medicine, 2014, 6（230）: 230ra45.

［36］MIN L, HODI F S, GIOBBIE-HURDER A, et al. Systemic high-dose corticosteroid treatment does not improve the outcome of ipilimumab-related hypophysitis : a retrospective cohort study ［J］. Clinical cancer research : an official journal of the American Association for Cancer Research, 2015, 21（4）: 749-755.

［37］JAMES E A, MALLONE R, KENT S C, et al. T-Cell Epitopes and Neo-epitopes in Type 1 Diabetes : A Comprehensive Update and Reappraisal［J］. Diabetes, 2020, 69（7）: 1311-1335.

［38］STAMATOULI A M, QUANDT Z, PERDIGOTO A L, et al. Collateral Damage : Insulin-Dependent Diabetes Induced With Checkpoint Inhibitors［J］. Diabetes, 2018, 67（8）: 1471-1480.

［39］HOFMANN L, FORSCHNER A, LOQUAI C, et al. Cutaneous, gastrointestinal, hepatic, endocrine, and renal side-effects of anti-PD-1 therapy［J］. European journal of cancer（Oxford, England : 1990）, 2016, 60 : 190-209.

［40］JOHNSON D B, BALKO J M, COMPTON M L, et al. Fulminant Myocarditis with Combination Immune Checkpoint Blockade［J］. The New England journal of medicine, 2016, 375（18）: 1749-1755.

［41］KRAMER R, ZAREMBA A, MOREIRA A, et al. Hematological immune related adverse events after treatment with immune checkpoint inhibitors［J］. European journal of cancer（Oxford, England : 1990）, 2021, 147 : 170-181.

［42］王安, 李涛, 卢迪, 等. 晚期经治非小细胞肺癌 EGFR-TKIs

获得性 RET 融合突变耐药的研究进展及治疗策略［J］. 解放军医学杂志，2024，49（9）：1080-1087.

［43］秦樱，徐兴祥. 肺癌驱动基因检测研究进展［J］. 现代肿瘤医学，2024，32（08）：1563-1566.

［44］Lacouture M，Sibaud V. Toxic side effects of targeted therapies and immunotherapies affecting the skin, oral mucosa, hair, and nails［J］. American journal of clinical dermatology，2018，19（Suppl 1）：31-39.

［45］孙昕. 中西医结合防治手足综合征的临床研究［D］. 北京：北京中医药大学，2013.

［46］Kiyohara Y，Yamazaki N，Kishi A. Erlotinib-related skin toxicities：treatment strategies in patients with metastatic non-small cell lung cancer［J］. Journal of the American Academy of Dermatology，2013，69（3）：463-472.

［47］安涛. 肺癌靶向治疗药物的心血管毒性［J］. 中国肿瘤临床，2021，48（6）：311-316.

［48］薛崇祥，鲁星好，董慧静，等. 分子靶向抗血管生成药物在晚期肺癌治疗中的心脏和血管风险［J］. 现代肿瘤医学，2022，30（7）：1322-1327.

［49］刘颖，谢言，王新天. 分子靶向抗肿瘤药物的毒性研究［J］. 医学信息，2021，34（14）：48-50.

［50］涂远茂. 抗血管内皮生长因子及其受体靶向药物的肾脏毒性［J］. 肾脏病与透析肾移植杂志，2018，27（6）：570-575.

［51］Long K，Suresh K. Pulmonary toxicity of systemic lung cancer therapy［J］. Respirology，2020，25：72-79.

［52］Fortes B H，Tailor P D，Dalvin L A. Ocular toxicity of targeted anticancer agents［J］. Drugs，2021，81：771-823.

［53］肖妍荻，杨华梅，但红霞. 抗肿瘤靶向药物相关不良反应在口腔中的表现及处理对策［J］. 国际口腔医学杂志，2018，45（02）：140-144.

［54］王栋，高宇，朱潇雨，等. 中医药治疗非小细胞肺癌靶向治疗后不良反应的研究进展［J］. 中医肿瘤学杂志，2019，1（02）：

76-81.

[55] FORDE PM, CHAFT JE, SMITH KN, et al. Neoadjuvant PD－1 blockade in resectable lung cancer [J]. N Engl J Med, 2018, 378 (21): 1976－1986.

[56] CASCONE T, WILLIAM WJ, WEISSFERDT A, et al. Neoadjuvant nivolumab or nivolumab plus ipilimumab in operable non－small cell lung cancer: the phase 2 randomized NEOSTAR trial [J]. Nat Med, 2021, 27 (3): 504-514.

[57] PROVENCIO M, NADAL E, INSA A, et al. Neoadjuvant chemotherapy and nivolumab in resectable non－small－cell lung cancer (NADIM): an open－label, multicentre, single－arm, phase 2 trial [J]. Lancet Oncol, 2020, 21 (11): 1413-1422.

[58] International Adjuvant Lung Cancer Trial Collaborative Group. Cisplatin-based adjuvant chemotherapy in patients with completely resected non－small-cell lung cancer [J]. New England Journal of Medicine, 2004, 350 (4): 351-360.

[59] ZHANG CW, ZHOU NK, PENG BB. Effects of concurrent chemoradiotherapy on surgical resection rate and prognosis of stage III non－small cell lung cancer [J]. Chinese Journal of Cancer Prevention and Treatment, 2010, 17 (03): 221-223.

[60] BHARADWAJ SC, VALLIERES E, WILSHIRE CL, et al. Higher versus standard preoperative radiation in the trimodality treatment of stage III a lung cancer [J]. The Annals of Thoracic Surgery, 2015, 100 (1): 207-213.

[61] SHAH AA, BERRY MF, TZAO C, et al. Induction chemoradiation is not superior to induction chemotherapy alone in stage III A lung cancer [J]. The Annals of Thoracic Surgery, 2012, 93 (6): 1807－1812.

[62] ETTINGER D S, WOOD D E, AKERLEY W, et al.Non-small cell lung cancer, version 1.2015 [J]. J Natl Compr Canc Netw, 2014, 12 (12): 1738-1761.

［63］CHEN D, WANG H, SONG X, et al. Preoperative radiation may improve the outcomes of resectable Ⅲ A/ N2 non – small – cell lung cancer patients : A propensity score matching – based analysis from surveillance, epidemiology, and end results database［J］. Cancer Medicine, 2018, 7（9）: 4354 – 4360.

［64］SUH JW, PARK SY, LEE CY, et al. Feasibility and surgical outcomes of video – assisted thoracoscopic pulmonary resection in patients with advanced – stage lung cancer after neoadjuvant chemoradiotherapy［J］. Thoracic Cancer, 2019, 10（5）: 1241 – 1247.

［65］文晓静, 戴红娅, 罗灿. 肺癌放疗中两种热塑膜固定方式摆位误差的比较分析［J］. 中华肺部疾病杂志（电子版）, 2018, 11（6）: 728–730.

［66］张鹏博, 罗晓燕. 肺癌PET-CT模拟定位靶区勾画分析［J］. 中国继续医学教育, 2021, 13（1）: 137–140.

［67］Van Houtte P, Moretti L, Charlier F, et al. Preoperative and postoperative radiotherapy（RT）for non–small cell lung cancer : still an open question［J］. Transl Lung Cancer Res. 2021 Apr ; 10（4）: 1950–1959.

［68］Bharadwaj SC, Valli è res E, Wilshire CL, et al. Higher versus standard preoperative radiation in the trimodality treatment of stage Ⅲ a lung cancer. Ann Thorac Surg 2015 ; 100 : 207–13.

［69］Mauguen A, Le Pechoux C, Saundefs MI, et al. Hyperfractionated or accelemted radiotherapy in lung cancer : an individual patient data meta —analysis［J］. J Clin Oncol, 2012, 30（22）: 2788–2797.

［70］Rodrigues G, Videtic G M M, Sur R, et al. Palliative thoracic radiotherapy in lung cancer : An American Society for Radiation Oncology evidence–based clinical practice guideline［J］. Practical radiation oncology, 2011, 1（2）: 60–71.

［71］Noël G, Antoni D. Organs at risk radiation dose constraints［J］. Cancer/Radiothérapie, 2022, 26（1–2）: 59–75.

［72］Liu HC, Shan EB, Zhou L, et al. Combination of percutaneous radio-frequency ablation with transarterial chemoembolization for hepatocellular carcinoma : observation of clinical effects [J]. Chin J Cancer Res, 2014, 26 (4): 471-477.

[73] 赵永生. 甘肃临潭磨沟墓地人骨研究 [D]. 长春: 吉林大学, 2013.

[74] 郑佐桓. 《黄帝内经》积聚类疾病研究 [D]. 沈阳: 辽宁中医药大学, 2015.

[75] 刘殿龙, 侯炜. 从痰、瘀辨证论治肺癌机制探讨 [J]. 中华中医药杂志, 2020, 35 (02): 783-785.

[76] 张曦文, 栾美琪, 席玉棚, 等. 基于"调气解毒"理论探讨肺瘤平膏调控脂质代谢逆转肿瘤相关树突状细胞功能的机制研究 [J]. 世界中医药, 2022, 17 (11): 1528-1534+1539.

[77] 周岱翰. 中医肿瘤学 [M]. 第1版. 中国中医药出版社, 2011: 197.

[78] 王剑锋, 周天, 刘殿娜, 等. 从气血理论探讨肺结节的病机与防治 [J]. 环球中医药, 2021, 14 (01): 36-40.

[79] 刘樊. 基于中医痰证理论探索川贝母治疗肺癌的实验研究 [D]. 成都: 成都中医药大学, 2012.

[80] 韩宗刚. 从痰论治肺癌浅析 [J]. 亚太传统医药, 2010, 6 (11): 150-151.

[81] 骆文斌. 吴承玉. 肺癌病因病机研究 [J]. 辽宁中医药大学学报, 2009, 11 (03): 16-17.

[82] 张成铭. 徐荷芳. 恶性肿瘤病机初探 [J]. 辽宁中医杂志, 1988, 12: 9-11.

[83] 郭建辉. 周仲瑛教授"癌毒学说"新论 [J]. 湖南中医药大学学报, 2010, 30 (11): 6-8.

[84] 程海波, 吴勉华. 周仲瑛教授"癌毒"学术思想探析 [J]. 中国中医药杂志, 2010, 25 (6): 866-869.

[85] 易玲, 唐蔚, 潘博, 等. 全国名中医潘敏求治疗肺癌经验 [J]. 湖南中医杂志, 2022, 38 (04): 38-41.

[86] 叶天士. 临证指南医案 [M]. 北京: 北京科学技术出版社,

2014：150

［87］池志恒. 中医对恶性肿瘤病因病机认识的历史演进［D］. 南京：南京中医药大学，2018.

［88］刘瑞，花宝金. 调理脾胃法防治肿瘤的理论基础及分子机制［J］. 中医杂志，2013，54（18）：1608-1612.

［89］何秀丽，黎光强，陈林. 中药防治肿瘤放疗化疗后白细胞减少症研究进展［J］. 亚太传统医药，2014，10（13）：33-37.

［90］胡晓阳，孙爽，李响，等. 中药单体及复方治疗酒精性肝损伤的研究进展［J］. 中医药学报，2020，48（12）：65-69.

［91］李玉潇，侯炜，张英. 有毒中药防治恶性肿瘤基础研究概况及展望［J］. 中医杂志，2020，61（15）：1365-1368.

［92］林丽珠，孙玲玲. 岭南中医肿瘤学术流派治疗肺癌历程与展望［J］. 中医肿瘤学杂志，2021，3（06）：22-26.

［93］邓运宗，孙宏新，郑锡军. 周岱翰教授治疗肺癌经验［J］. 中医学报，2017，32（03）：318-321.

［94］张文曦，刘苓霜，朱欣佚. 国医大师刘嘉湘从顾护脾胃论治肺癌经验［J］. 南京中医药大学学报，2020，36（04）：557-560.

［95］李静静，张茗，张平，等. 朴炳奎运用固本解毒法治疗原发性肺癌经验［J］. 长春中医药大学学报，2022，38（10）：1092-1095.

［96］郑淑君，王辛秋，贾喜花，等. 国医大师晁恩祥辨治肺癌经验［J］. 中华中医药杂志，2022，37（07）：3855-3857.

［97］何菊. 基于社团网络的国医大师周仲瑛诊治肺癌的用药规律研究［D］. 南京：南京中医药大学，2021.

［98］高建清，雷艳容，陈红蓓. 中药外敷痛点及腧穴配合针刺对晚期肺癌患者癌痛程度、睡眠质量的影响［J］. 陕西中医，2020，41（07）：972-975+979.

［99］孙光伟，向生霞. 中药外敷联合奥施康定在肺鳞癌患者癌痛治疗中的应用研究［J］. 四川中医，2020，38（02）：100-102.

［100］杨胜利，赵家亮. 中药外敷联合顺铂胸腔注射治疗肺癌合并癌性胸水患者临床疗效及对生活质量的影响［J］. 湖北中医杂志，2021，43（10）：23-27.

［101］单孟俊，沈丽萍，周迪，等. 穴位贴敷疗法改善晚期非小细胞肺癌脾虚痰湿型咳嗽症状的疗效观察［J］. 河北中医，2017，39（07）：1078-1081+1092.

［102］娄彦妮，田爱平，张侠，等. 中医外治化疗性周围神经病变的多中心、随机、双盲、对照临床研究［J］. 中华中医药杂志，2014，29（08）：2682-2685.

［103］侯炜，周雍明，石闻光，等. 中药外用治疗急性放射性皮肤损伤临床观察［J］. 中国中医药信息杂志，2007（08）：70-71.

［104］姚嘉麟，焦丽静，许玲. 中医的药物疗法与非药物疗法在肺癌循证实践中的进展及思考［J］. 世界临床药物，2021，42（05）：325-329.

［105］Jordan K, Jahn F, Aapro M. Recent developments in the prevention of chemotherapy-induced nausea and vomiting（CINV）：a comprehensive review［J］. Annals of Oncology, 2015, 26（6）.

［106］Hai-Yong C, Shi-Guang L, Cs W C, et al. The role of acupoint stimulation as an adjunct therapy for lung cancer : a systematic review and meta-analysis.［J］. BMC complementary and alternative medicine, 2013, 13（1）.

［107］王娅玲，李金霞，郭小青，等. 不同时间针刺干预对肺癌化疗所致恶心呕吐的影响［J］. 中国针灸，2019，39（12）：1269-1273.

［108］李玉海，姜鹏，赵沛. 针灸联合穴位注射治疗肺癌化疗后呃逆的临床研究［J］. 中医临床研究，2020，12（27）：118-119.

［109］韩睿. 传统中医运动八段锦对非小细胞肺癌术后患者干预的疗效观察［D］. 北京：北京中医药大学，2015.

［110］龙换平，袁冰华. 太极拳对癌因性疲乏干预效果的Meta分析［J］. 中国疗养医学，2022，31（10）：1034-1037.

［111］刘晓凡，刘相利. 中医五行音乐干预对肺癌患者抑郁状态和睡眠质量的影响［J］. 中国中医药现代远程教育，2019，17（11）：50-52.